检验报告图解手册

主编 张国军 赵 晖

U0197557

科学出版社

北京

内 容 简 介

本书以图文问答形式介绍了 60 余项百姓关心的、临床常见的医学检验结果。全书共分 4 章，作者分别从常规检验、生化检验、肿瘤标志物检验、感染系列检验等项目入手，配以受大众读者欢迎的原创漫画，用通俗易懂的语言对检验结果进行解读，不仅可以让读者深入了解检验结果升高和降低的临床意义，更重要的是，还可以让大家知道除疾病之外的哪些因素也会影响检验结果的真实性和准确性，包括生理因素、环境因素、饮食因素、药物因素等。本书图文并茂，内容简明扼要，深入浅出，科学实用，适合各级检验医师、患者家属及普通百姓阅读参考。

图书在版编目（CIP）数据

检验报告图解手册 / 张国军，赵晖主编. 一北京：科学出版社，2020.11
ISBN 978-7-03-066469-3

Ⅰ.①检… Ⅱ.①张… ②赵… Ⅲ.①临床医学－医学检验－手册 Ⅳ.① R446.1-62

中国版本图书馆 CIP 数据核字（2020）第 202025 号

责任编辑：王灵芳 / 责任校对：张 娟
责任印制：李 彤 / 封面设计：华图文轩

科 学 出 版 社 出版

北京东黄城根北街 16 号
邮政编码：100717
http: // www.sciencep.com

北京虎彩文化传播有限公司 印刷
科学出版社发行 各地新华书店经销

*

2020 年 11 月第 一 版 开本：850×1168 1/32
2023 年 1 月第四次印刷 印张：5 3/4
字数：145 000
定价：65.00 元

（如有印装质量问题，我社负责调换）

编 者

主　审　康熙雄

主　编　张国军　赵　晖

副主编　娄金丽　吕　虹　马瑞敏　刘竞争　王　昊

编　者　（按姓氏笔画排序）

马瑞敏　首都医科大学附属北京天坛医院实验诊断中心

王　昊　首都医科大学附属北京天坛医院神经外科

王玉飞　首都医科大学附属北京天坛医院实验诊断中心

王利娟　首都医科大学附属北京天坛医院实验诊断中心

吕　虹　首都医科大学附属北京天坛医院实验诊断中心

朱晓雯　首都医科大学附属北京天坛医院实验诊断中心

刘　杰　首都医科大学附属北京天坛医院实验诊断中心

刘竞争　首都医科大学附属北京天坛医院实验诊断中心

刘紫薇　首都医科大学附属北京天坛医院实验诊断中心

许惠文　首都医科大学附属北京天坛医院实验诊断中心

孙海青　首都医科大学附属北京佑安医院检验科

李　宇　首都医科大学附属北京佑安医院检验科

李东亮　北京市朝阳区疾病预防控制中心

李斯文　首都医科大学附属北京天坛医院实验诊断中心

吴　静　首都医科大学附属北京天坛医院实验诊断中心

张丽敏　首都医科大学附属北京天坛医院实验诊断中心

张国军　首都医科大学附属北京天坛医院实验诊断中心

张艳芳　首都医科大学附属北京天坛医院实验诊断中心

邵春青　首都医科大学附属北京天坛医院实验诊断中心

郑光辉　首都医科大学附属北京天坛医院实验诊断中心

赵　晖　首都医科大学附属北京天坛医院实验诊断中心

赵运转　首都医科大学附属北京天坛医院实验诊断中心

娄金丽　首都医科大学附属北京佑安医院检验科

黄雁翔　首都医科大学附属北京佑安医院检验科

龚　晨　首都医科大学附属北京天坛医院实验诊断中心

韩　平　首都医科大学附属北京天坛医院实验诊断中心

曾海清　首都医科大学附属复兴医院检验科

蔡雨萌　北京市海淀区妇幼保健院检验科

支持单位

北京医学检验学会

北京市免疫试剂临床工程技术研究中心

首都医科大学临床检验诊断学系

北京市住院医师规范化培训专业委员会检验医学专业委员会

前　言

随着新技术、新方法的不断转化与应用，可以应用到临床诊断、治疗、预防及健康评估等的实验室检测项目越来越多，面对如此众多的检验项目和海量的检验数据，如何理解、如何解读成为普通百姓关注的重要问题。

目前临床医学科普作品众多，但是通俗易懂的解读检验项目结果的科普作品相对较少，普通百姓总会存在一些误区、疑惑或者恐慌，甚至医护人员对检测标本采集和运送方面的影响因素也认识不足。血常规、尿常规、肿瘤标志物、传染病血清学检查等检验报告里密密麻麻的数据代表什么临床意义？都有哪些因素会影响这些检验结果？如果这些检验结果不正常，一定提示我们的身体出了问题吗？

本书共分四章，分别讲述了常规检验、生化检验、肿瘤标志物检验、感染系列检验，各章章名加上"晖说晖解"四字，这是借鉴了"天坛检验"公众号上"晖说晖解"的栏目标题（谐音"会说会解"），这一栏目很受读者的欢迎。本书的主要内容就是以百姓关心的检验结果为话题，配以受大众读者欢迎的原创漫画，用通俗易懂的语言对检验结果进行解读，不仅可以让普通百姓深入了解检验结果升高和降低的临床意义，更重要的是，还可以让大家知道疾病之外的哪些因素也会影响检验结果的真实性和准确性，包括生理因素、环境因素、饮食因素、药物因素等。

宣传医学科学知识，提高广大人民群众的健康意识和自我保健意识，是健康中国的重要组成部分，更是我们医务工作者义不容辞的责任。

由于编者知识水平所限，书中不足之处在所难免，诚挚地希望各位读者能够提出宝贵意见和建议，以便我们再版时予以更正，谢谢！

感谢各位编者的大力配合和辛苦付出！

首都医科大学附属北京天坛医院

张国军

2020 年 6 月

目　录

第1章 "晖说晖解"之常规检验

人们到医院看病就诊时，医生一般会首先让患者去进行常规检查，血液、尿液和大便常规检验号称"三大常规"，是门诊及住院患者要做的基础检验项目。

一、常规检测科普概述

血常规、尿常规及便常规检查是我们去医院看病经常做的检验项目。

血常规主要通过观察血细胞的数量变化及形态来判断血液状况及疾病，白细胞、红细胞、血红蛋白及血小板等指标都能反映机体的病理改变，但并不是升高或者降低就一定意味着身患疾病，在很多生理情况或其他因素的影响下，血常规也会有改变。例如，贫血时红细胞减少，但孕妇由于体内血容量增加，红细胞被稀释，红细胞数量也会相对减少；白细胞数量增高可能是由于细菌性感染，也可能是刚经过一阵剧烈奔跑导致的生理性增高；尿、便常规中的很多指标不仅在疾病时有变化，饮食及药物影响或标本留取不当也会对检测结果产生影响。为了保证结果准确可靠，要注意：留取尿、便标本后要及时送检，女性应避开月经期，宝宝尿不湿里的大便不能拿来做便常规等。

接下来就为大家解释这些常规检验项目的病理性及生理性影响因素，教大家看懂常规化验单，同时也要注意影响检验结果的其他因素！

二、白细胞计数

平时到医院看病，医生经常会让我做血常规检查，就连一个普通的发热感冒都要抽血做化验！晖姐，这个血常规检查真的有那么重要吗？

小天，你提的这个问题可能也是很多人困惑的，我今天就来给大家讲讲血常规检查中一个比较重要的项目——白细胞计数！

北京天坛医院实验诊断中心　赵晖

1. 什么是白细胞计数？

我们都知道，白细胞（white blood cell，WBC）是人体血液中非常重要的一类血细胞，具有抵御病原体入侵、机体应激和对疾病免疫抵抗等作用。

白细胞计数是指一定容积的外周血中白细胞的总数，是监测机体发生感染和造血

淋巴细胞　　　中性粒细胞
嗜碱性粒细胞
单核细胞　　嗜酸性粒细胞

系统疾病的重要指标。正常外周血中的白细胞一般分为五类：中性粒细胞、淋巴细胞、单核细胞、嗜酸性粒细胞和嗜碱性粒细胞。

2. 白细胞计数升高见于哪些疾病？

白细胞计数升高主要见于急性感染（尤其是细菌感染）、严重外伤、大面积烧伤及恶性肿瘤等，异常升高见于白血病和骨髓增殖性疾病，需要结合白细胞分类检查来判断疾病类型。

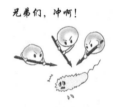

兄弟们，冲啊！

3. 白细胞计数降低见于哪些疾病？

白细胞计数降低主要见于某些病毒感染、某些血液病（如再生障碍性贫血、急性粒细胞缺乏、巨幼细胞贫血）、自身免疫性疾病、脾功能亢进及肿瘤化疗等。

4. 如何根据白细胞变化判断感染类型？

就普通的感冒来说，医生会根据白细胞的变化判断感染的类型，从而选择不同的药物进行治疗。如果白细胞计数升高，中性粒细胞比例升高，说明是细菌感染；淋巴细胞数量增多说明是病毒性感染，这时白细胞计数可能会降低。

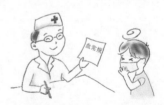

5. 还有哪些因素会引起白细胞计数变化呢?

白细胞计数升高或降低并不完全是疾病的表现,也有生理性改变。

（1）白细胞计数生理性波动很大,活动和进食后数量会较高。

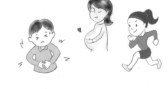

（2）白细胞计数早晨低,下午较高,一天之内的变化最多可相差 1 倍。

（3）剧烈运动、剧痛、妊娠、情绪激动时白细胞计数会升高。

（4）吸烟时白细胞计数也会升高。

（5）新生儿的白细胞总数比成人高,儿童期逐渐降低,以后逐渐接近成人水平。

（6）药物也是引起白细胞数量变化的一个很重要的因素,如抗生素、解热镇痛类药物等可引起白细胞计数降低,升白药可使白细胞计数升高。长期使用此类药物的患者要定期做白细胞计数和分类检查。

因此,血常规检测应尽量选择在安静及放松时进行,避免刺激和剧烈运动。需要进行动态观察的患者,最好固定检查时间,注意药物对白细胞计数的影响。这样,医生才能更好地结合血常规的结果对疾病做出进一步判断。

听了你的讲解,我明白了血常规中的白细胞计数这么重要,影响因素这么多,谢谢晖姐!

策划、审校:张国军
文字、配图:赵　晖

三、红细胞计数

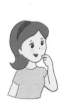

血常规化验单上的数据很多，其中的红细胞计数到底是什么呢？

今天我们来聊聊血常规中的红细胞计数。

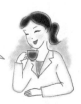

1. 什么是红细胞计数？

我们都知道，红细胞（red blood cell，RBC）又称红血球，是血液中数量最多的一种细胞，主要功能是为机体运送氧气，排出二氧化碳。

红细胞计数其实就是每升血液里红细胞的数量，是血液一般检验的基本项目。健康人红细胞计数的参考范围如下：成年

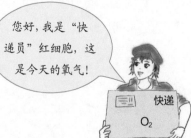

您好，我是"快递员"红细胞，这是今天的氧气！

快递
O_2

男性为（4.0 ～ 5.5）×10^{12}/L，成年女性为（3.5 ～ 5.0）×10^{12}/L，新生儿为（6.0 ～ 7.0）×10^{12}/L。

那么这么多的红细胞会一直存在于我们的血液中吗？

不是的！人体内的红细胞每天都在大量地新生和死亡，平均寿命是 120 天。正常情况下，红细胞生成与消亡的数量处于动态平衡，除非有某种原因造成红细胞生成或凋亡的失常，这表示可能会发生某种疾病。

2. 哪些疾病会引起红细胞计数降低？

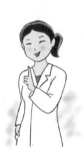

如果红细胞计数出现持续性升高或降低，则需要查找病因，及时到血液内科就诊。各种原因导致贫血、骨髓功能衰竭时，红细胞的生成会降低，遗传性红细胞缺陷、免疫反应或机械损伤导致的溶血及某些药物也会使红细胞破坏增多而数量减少。

3. 哪些疾病会引起红细胞计数升高？

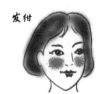

发绀

（1）一些严重的慢性心肺疾病、发绀型先天性心脏病、异常血红蛋白病等可使组织缺氧，导致红细胞计数升高，人的皮肤或黏膜会呈现青紫色，如口唇、鼻尖、面颊、指甲等部位，称为发绀。

（2）在另一些情况下，患者并无组织缺氧，促红细胞生成素增多也可引起继发性红细胞计数升高，如肾癌、肝细胞癌、肾胚胎瘤，以及肾盂积水、多囊肾等。

（3）有一种疾病称为
真性红细胞增多症，患者
血液黏稠度增高，致使血

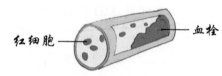

红细胞 —— ｜ 血栓

流变缓乃至发生血栓。如果患者有持续、原因不明的红细胞计
数升高，就可以怀疑此病。

（4）还有些情况会因为血浆中水分丢失过多导致血液浓缩，
使血液中的红细胞计数相对升高，如严重的呕吐或腹泻、高热、
多尿、多汗、大面积烧伤等。

4. 红细胞计数升高有哪些生理性影响因素？

如果一次血常规检查显示红细胞计数
不在正常范围内，千万别紧张，因为红细
胞计数检测会受很多生理因素的影响。

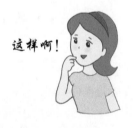

这样啊！

（1）手指血比静脉血测定的红细胞计
数结果高 10% ～ 15%；静脉压迫时间大

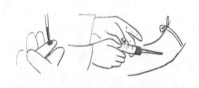

于 2 分钟，红细胞计数也会升
高 10%；红细胞计数在同一天
的不同时间也是波动的，上午
7 时的红细胞计数最高。

（2）高原地区居民的红细胞计数多高于平原地区居民，登
山运动员的红细胞计数一般高于普通人。剧烈运动和体力劳动
会使红细胞计数升高。

（3）新生儿红细胞计数由于缺氧可升高。

（4）长期重度吸烟可使红细胞计数升高。

（5）药物可引起红细胞计数升高，如应用肾上腺素、糖皮质激素等。

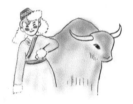

5. 红细胞计数降低见于哪些生理情况？

（1）6个月至2岁的婴幼儿可由于生长发育过快，造血原料不足，红细胞计数降低。

（2）老年人造血功能减退，红细胞数量减少。

（3）妊娠中晚期血容量增加，红细胞被稀释，数量相对减少。

（4）长期饮酒也可使红细胞计数降低。

原来血红细胞计数可以反映出人们身体这么多的变化，谢谢晖姐！

策划、审校：张国军

文字、配图：赵　晖

四、血小板计数

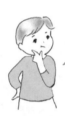

好朋友小君最近发现皮肤上有出血点，去医院咨询时医生让他检查血小板，这两者有什么关系呢？

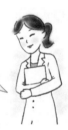

血小板在人体止血和凝血过程中发挥着重要的作用！

1. 什么是血小板?

血小板（platelet，PLT）是人体血液中的有形成分之一，由骨髓造血组织中的巨核细胞产生，主要功能是促进止血和加速凝血，同时还

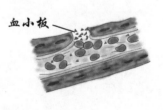

血小板

有维护毛细血管壁完整性的功能。

当血管破损时，血小板会在第一时间迅速黏附于创伤处并聚集成团，起到初步止血的作用。接着，血小板

血管有破口，我们上！

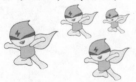

促进凝血并形成牢固的止血栓子,堵住创口,达到止血的目的。

2. 哪些疾病可引起血小板减少?

血小板减少见于急性白血病、再生障碍性贫血、骨髓肿瘤、巨幼细胞贫血、血小板减少性紫癜、弥散性血管内凝血(DIC)等。血小板减少是引起出血的常见原因,需要及时到血液内科就诊。

3. 哪些疾病可引起血小板增多?

血小板增多见于骨髓增殖性疾病,如慢性粒细胞白血病、原发性血小板增多症、真性红细胞增多症,另外见于急性化脓性感染、大出血、急性溶血、肿瘤等。

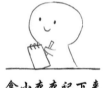

拿小本本记下来

4. 影响血小板的生理因素及其他因素有哪些?

血小板数量随着时间和生理状态的不同而变化。

(1)午后的血小板数量略高于早晨,春季低于冬季。

(2)静脉血的血小板数量比毛细血管高 10%。

(3)平原居民的血小板数量低于高原居民。

(4)月经前血小板数量减少,月经后增多。

(5)妊娠中晚期血小板数量增多,分娩后减少。

(6)运动、饱餐后血小板数量增多,休息后恢复。

(7)抗血小板药物会引起血小板减少,如阿司匹林、硝酸甘油等。

5. 标本因素会导致血小板假性减少吗？

  除了排除疾病及生理等因素导致的血小板减少，还需要排除采血不顺利导致的血液凝集或者血小板

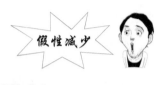

破坏，因为这些因素也会造成血小板假性减少。

  另外，血液采集时，采血管中抗凝剂的抗凝不良也会使血

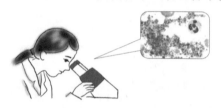

小板聚集，引起假性血小板减少，经验丰富的检验师通过血涂片镜检就可以鉴别！

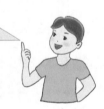

  我明白了，除了血液疾病可引起血小板变化之外，还要注意其他影响血小板的因素！

策划、审校：张国军

文字、配图：赵　晖

五、血红蛋白

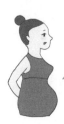

我怀孕20周了，孕检时医生告诉我血红蛋白偏低，我以前一直都很健康，怎么现在贫血了呢？

先别着急！今天我们就来说一说诊断贫血的一个重要检测项目——血红蛋白。

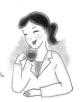

1. 什么是血红蛋白?

血红蛋白（hemoglobin，Hb 或 HGB）又称血色素，是红细胞内的运输蛋白，能与氧结合，并将其输送到身体各组织。正常人的血红蛋白范围：成年男性为 120 ～ 160g/L，成年女性为 110 ～ 150g/L，新生儿为 170 ～ 200g/L。

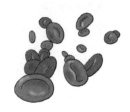

2. 血红蛋白减少见于哪些疾病?

（1）病理性血红蛋白减少见于各种原因引起的贫血，临床主要根据血红蛋白的减少程度判断贫血的程度，其与红细胞计数的临床意义相似。但在某些贫血患者，红细胞和血红蛋白减少程度可不一致，因此同时测定红细胞和血红蛋白对诊断更有意义。

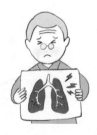

（2）急性失血或消化性溃疡、钩虫病等引起的慢性失血所致的贫血也会导致血红蛋白减少。

3. 血红蛋白增多见于哪些疾病？

（1）血红蛋白病理性增多见于一些严重的心肺疾病和血管畸形，如法洛四联症、先天性心脏病、阻塞性肺气肿、肺源性心脏病、肺动静脉瘘等，促红细胞生成素代偿性增多可导致血液中血红蛋白绝对值增多。

（2）在另一些情况下，患者并无组织缺氧，促红细胞生成素增多也可引起继发性红细胞增多，见于某些肿瘤或肾脏疾病，如肾癌、肝细胞癌、肾胚胎瘤，以及肾盂积水、多囊肾等。

4. 影响血红蛋白变化的生理因素及其他因素有那些？

（1）新生儿由于缺氧，血红蛋白会代偿性增高30%～40%。3个月的婴儿至15岁以前的儿童，因生长发育迅速而致造血原料相对不足，老年人骨髓造血功能逐渐减弱，均可导致红细胞和血红蛋白含量减少。

（2）高原居民的血红蛋白高于平原居民。

（3）剧烈运动、体力劳动或高度紧张状态等可引起血红蛋白生理性升高。

（4）妊娠中后期由于孕妇血容量增加使血液被稀释，血红蛋白含量减少。

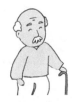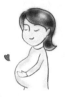

（5）饮酒过度也会造成血红蛋白增多。

（6）一些药物如肾上腺素、糖皮质激素等可引起血红蛋白升高，抑制骨髓的药物及影响维生素 B_{12}、叶酸吸收的药物可引起血红蛋白减少。

（7）需要注意的是，血红蛋白升高还要排除标本因素的影响，如高脂血症、高球蛋白、高白细胞及高血小板等引起血液样本浊度增大，都会导致血红蛋白假性增高！

原来怀孕中后期也有血红蛋白生理性减少的情况，这下我明白了！

策划、审校：张国军

文字、配图：赵　晖

六、血细胞比容

我们对血常规报告单上的红细胞、白细胞、血小板等有了一些了解，但很少会留意其他一系列红细胞指标，今天我们就来说说血细胞比容。

红细胞　　红细胞平均指数
血细胞比容　白细胞
血小板　　**血红蛋白**

1. 什么是血细胞比容？

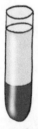

血细胞比容（hematocrit，HCT）也称为红细胞压积，是指红细胞所占全血容积的百分比，是血常规检查的项目之一，主要用于贫血、红细胞增多症及血液稀释和浓缩变化的测定。血细胞比容的高低与红细胞数量、平均体积及血浆量有关。

2. 血细胞比容减低见于哪些情况？

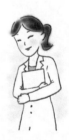

血细胞比容的临床意义与红细胞计数相似，贫血和出血导致的红细胞减少、原发性醛固酮增多症及补液过多导致的血浆量增多，都会使血细胞比容减低。

3. 血细胞比容增高见于哪些情况?

各种原因导致的血液浓缩可使红细胞数量相对增多，如腹泻、呕吐、真性红细胞增多症、缺氧、肿瘤、心力衰竭、心脏病等都可使血细胞比容增高。

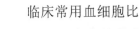

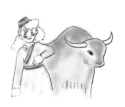

临床常用血细胞比容判断脱水患者的血液浓缩程度，作为计算补液量的参考。

4. 影响血细胞比容的生理因素有哪些?

（1）运动员和中晚期妊娠妇女会由于生理性适应引起血浆量增多，从而出现血细胞比容减低。

（2）大量出汗、腹泻、呕吐或多尿导致的液体丢失会使血细胞比容增高。

（3）新生儿和高原居民缺氧导致的红细胞增多也会使血细胞比容增高。

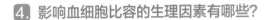

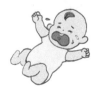

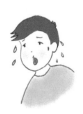

5. 标本因素会影响血细胞比容吗？

（1）红细胞形态异常及红细胞增多可使血浆残留量增加，导致血细胞比容假性增高。

（2）高网织红细胞或高白细胞也可使血细胞比容假性增高。

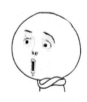

（3）血细胞比容假性减低见于体外发生溶血或红细胞凝集的情况。

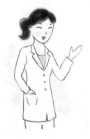

红细胞、血红蛋白、血细胞比容等参数作为贫血或红细胞增多的初筛指标，必须联合检测和综合分析，才能为临床提供有价值的诊断依据！

策划、审校：张国军

文字、配图：赵　晖

七、红细胞平均指数

血常规报告单上除了有红细胞、血红蛋白、血细胞比容等结果外，还提供有关红细胞特征的指标。今天我们就来说说红细胞平均指数"三兄弟"：红细胞平均体积（mean corpuscular volume，MCV）、红细胞平均血红蛋白量（mean corpuscular hemoglobin，MCH）和红细胞平均血红蛋白浓度（mean corpuscular hemoglobin concentration，MCHC）。

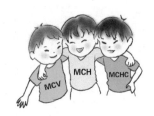

1. 红细胞平均指数中的 MCV、MCH、MCHC 三个指标代表什么？

MCV 指的是单个红细胞体积的平均值，MCH 指的是单个红细胞的血红蛋白含量，MCHC 是全部红细胞血红蛋白浓度的平均值。红细胞平均指数有助于深入认识红细胞特征，为贫血的鉴别诊断提供线索。

2. 如何根据红细胞平均指数判断贫血类型？

（1）如果 MCV、MCH、MCHC 这几个指标都偏低，可考虑小细胞低色素性贫血，常见于缺铁性贫血、珠蛋白生成障碍性贫血（地中海贫血）、慢性失血等。

（2）MCV、MCH 降低，MCHC 正常见于慢性炎症、尿毒症等单纯小细胞性贫血。

（3）MCV、MCH 都偏高见于大细胞性贫血，常见于叶酸、维生素 B_{12} 缺乏所致的大细胞性贫血。

（4）MCV、MCH、MCHC 在正常参考范围的贫血称为正细胞性贫血，常见于急性出血、急性溶血、再生障碍性贫血、白血病等。

3. 红细胞平均指数需要结合血涂片综合分析吗?

红细胞平均指数仅代表红细胞平均值，有一定局限性。例如，溶血性贫血和急性白血病，红细胞可有明显的大小不均和异形；缺铁性贫血合并巨幼细胞贫血时，有小红细胞，也有大红细胞，而 MCV、MCH 可能在正常范围。因此，红细胞平均指数需要结合血涂片检查才能较为准确地对疾病进行诊断。

4. 影响红细胞平均指数的生理因素及其他因素有哪些?

需要注意的是，新生儿、妊娠、吸烟、饮酒及口服避孕药都会导致 MCV 升高，而激烈的肌肉活动会导致 MCV 降低，休息后可自行缓解。

策划、审校：张国军
文字、配图：赵　晖

八、红细胞沉降率

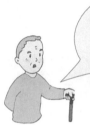

在医院检查身体时，医生经常会给我们开一个血液检验项目——血沉，这个是检查什么的呢？

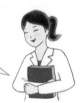

今天我们来了解一下血沉这个检验项目。

1. 什么是红细胞沉降率？

红细胞沉降率（erythrocyte sedimentation rate，ESR）简称血沉，是指红细胞在抗凝全血中自然下沉的速率。血沉是传统且应用较广的检验指标，对判断疾病处于静止期还是活动期、病情稳定与复发、肿瘤良性与恶性具有鉴别意义。

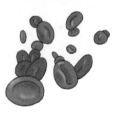

2. 血沉对于哪些疾病的诊断有意义？

（1）急性细菌感染、风湿病活动期、结核病活动期、风湿热活动期、HIV 感染时，血沉增快。血沉增快，表示病情复发和活跃。病情好转时，血沉也逐渐恢复正常。

（2）较大的组织损伤、手术创伤可导致血沉增快，如无合并症，则多于 2 ～ 3 周恢复正常。

（3）血沉还可用于鉴别良、恶性疾病及肿瘤，如胃良性溃疡时血沉多正常，恶性溃疡时血沉增快。恶性肿瘤治疗明显有效时，血沉渐趋正常，复发或转移时可增快。

（4）高球蛋白血症。如患多发性骨髓瘤、肝硬化、巨球蛋白血症、系统性红斑狼疮、慢性肾炎等疾病时，血浆中

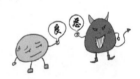

出现大量异常球蛋白时,血沉显著加快。

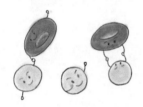

（5）血沉减慢见于红细胞增多症、球形细胞增多症、纤维蛋白原缺乏及充血性心力衰竭等。

3. 影响血沉的生理因素有哪些?

需要注意的是，血沉增快需要排除年龄和月经周期等的影响。

（1）12 岁以下的儿童红细胞计数低，50 岁以上的高龄者纤维蛋白含量逐渐增高，这些原因都可使血沉增快。

（2）女性由于纤维蛋白含量高，血沉较男性快。

（3）女性月经期、妊娠前 3 个月至产后 3 周血沉可高出正常范围。

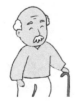 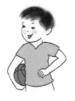 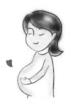

4. 影响血沉的其他因素有哪些？

（1）纤维蛋白原、胆固醇和甘油三酯增高会使血沉增快。

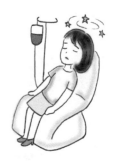

（2）各种原因的贫血可导致血沉增快。

（3）一些药物如葡萄糖、口服避孕药、维生素 A 等可导致血沉增快，而阿司匹林、可的松等可导致血沉减慢。

血沉虽然对疾病的诊断不具有特异性，但对判断疾病处于静止期还是活动期、病情稳定与复发、肿瘤良性与恶性具有鉴别意义，医生可以结合血沉及其他检查结果对疾病进行综合判断。

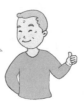

原来血沉在临床的应用这么广泛呢！

策划、审校：张国军

文字、配图：赵　晖

九、尿液颜色

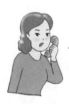

> 我家宝宝在客厅玩的时候尿在地上了，我发现尿液是混浊的白色，是不是有什么问题？

> 人体尿液颜色的变化可以反映人的健康状况，今天我们就请北京天坛医院实验诊断中心的吕虹副主任给我们讲讲如何从尿液颜色看出身体状况！

1. 正常尿液是什么颜色的？

健康人的新鲜尿液清澈透明，因含有尿色素、尿胆原、尿胆素及卟啉等而呈淡黄色。

2. 哪些疾病可引起尿液的颜色变化？

尿液常见的病理性颜色变化有红色、深黄色、白色等。

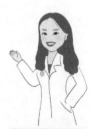

北京天坛医院实验诊断中心　吕虹副主任

（1）尿液呈红色常见于泌尿生殖系统的炎症、结石、肿瘤等，以及出血性疾病、感染性疾病等，某些健康人剧烈运动后会出现一过性血尿。

（2）阵发性睡眠性血红蛋白尿、血型不合的输血反应、阵发性寒冷性血红蛋白尿、免疫性溶血性贫血等可使尿液呈暗红色甚至酱油色。

（3）急性心肌梗死、大面积烧伤、创伤等可使肌肉组织广泛损伤、变性，从而使尿液呈粉红色或暗红色。

（4）深黄色尿见于胆汁淤积性黄疸及肝细胞性黄疸。

（5）乳白色尿常见于丝虫病，也可见于结核、肿瘤、肾病综合征等引起肾周围淋巴循环受阻时。泌尿系化脓性感染也可使尿呈黄白色或白色。

3. 影响尿液颜色的生理因素及其他因素有哪些？

（1）大量饮水、寒冷时尿量增多且颜色淡；饮水少、运动、出汗时尿量少且颜色深。

（2）食用大量胡萝卜、木瓜等富含维生素 C 的食物可使尿液呈深黄色，食用芦荟则使尿液呈红色。

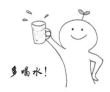

多喝水！

（3）女性月经血的污染可使尿液呈红色。

（4）药物也对尿液颜色也有一定影响，如乙醇使尿液呈苍白色，甲硝唑使尿液呈暗褐色、黑色，磺胺类药物使尿液呈红色等。

4. 影响尿液颜色的标本因素有哪些?

尿液标本新鲜有助于判断尿液的颜色和透明度，因为尿液放置时间过长、盐类结晶析出、尿素分解产生氨、尿胆原转化为尿胆素、细菌繁殖等均可使尿液颜色加深、浑浊度增高。因此，留取尿液标本应采集清洁中段尿，女性应避开月经期，使用洁净、干燥且无化学物质污染的专用容器，及时送检。

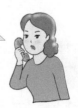

原来尿液颜色也有那么多学问，我现在就带宝宝去医院看看!

策划、审校：张国军
文字、配图：赵 晖 吕 虹

十、尿酮体

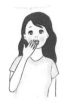

> 我最近节食减肥，有一次饿晕过去了！朋友把我送到医院，医生说是低血糖，做尿常规检查还显示酮体阳性，这是什么原因呢？

1. 酮体是什么？

酮体（ketone body，KET）是机体脂肪氧化代谢产生的中间产物。尿常规中的酮体检查常被用于糖代谢障碍和脂肪不完全氧化性疾病或状态的辅助诊断。

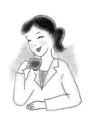

2. 尿酮体阳性见于哪些疾病？

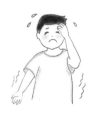

（1）糖尿病患者血糖未控制或者治疗不当时，血酮体增高引起酮症，尿酮体阳性有助于糖尿病酮症酸中毒的早期诊断及治疗监测。

（2）新生儿出现尿酮体强阳性，应高度怀

疑遗传性疾病。

3. **影响尿酮体检测的生理因素或其他影响因素有哪些?**

（1）在饥饿、饮食疗法等情况下，糖类（碳水化合物）摄入不足，尿中酮体增加。

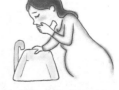

（2）剧烈运动、寒冷等也会使尿酮体增加。

（3）妊娠或疾病等引起的频繁呕吐可导致尿酮体增加。

（4）当氯仿、磷等中毒或全身麻醉后，尿酮体可呈阳性。

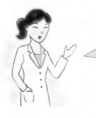

（5）服用双胍类降糖药，可出现血糖降低而尿酮体阳性的现象。

（6）尿液标本放置时间过长或保存不当会使酮体出现假阴性。

关于尿酮体检测，相信你已经有了更多的了解！

策划、审校：张国军
文字、配图：赵　晖

十一、尿胆红素及尿胆原

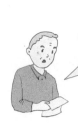

这些年我一直被胆结石困扰，今天去医院检查时，尿常规显示尿胆红素和尿胆原都是阳性，这跟结石有关系吗？

我们一起来了解一下尿胆红素和尿胆原吧！

1. 尿胆红素和尿胆原是什么？

尿胆红素（bilirubin，BIL）是红细胞破坏后的代谢产物，可分为未经肝处理的未结合胆红素和经肝与葡萄糖醛酸结合形成的结合胆红素。健康人血液中胆红素含量较低，当血液结合胆红素增高超过肾阈值时，即可从尿中排出。

结合胆红素随胆汁进入肠道，在肠道经细菌还原而产生的物质称为尿胆原（urobilinogen，UBG），其大部分随大便

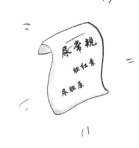

排出体外，小部分被肠道吸收入血，最后通过肾脏随尿排出。

2. 尿胆红素和尿胆原阳性见于哪些疾病？

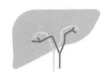

尿胆红素和尿胆原检查主要用于黄疸的诊断和鉴别诊断，一般可辅助诊断患者的肝脏或胆道疾病。胆红素阳性见于肝细胞坏死或阻塞性黄疸。

正常人尿胆原可以为阴性或弱阳性。尿胆原增加主要见于溶血性黄疸和肝细胞性黄疸。胆结石可导致胆道梗阻，使胆汁受到堵塞，从而使胆红素和尿胆原都增高。

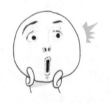

3. 影响尿胆红素和尿胆原检测的因素有哪些？

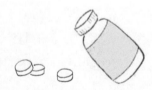

（1）强光照射会使胆红素结果出现假阴性。

（2）尿中维生素 C 含量高和存在亚硝酸盐可使胆红素结果出现假阴性。

（3）尿液标本放置时间长可导致尿胆红素和尿胆原结果出现假阴性。

（4）用餐后或碱性尿会使尿胆原呈弱阳性。

（5）长期服用某些药物（如广谱抗生素抑制肠道菌群）会导致尿胆原呈假阴性，阿司匹林、牛黄等可使胆红素呈假阳性，吩噻嗪类、磺胺类药物会使尿胆原呈假阳性。

　　因此，尿常规检测时，应正确采集和保存尿液标本，排除一些影响因素，将胆红素和尿胆原的检测结果结合起来分析，必要时及时到医院就诊。

策划、审校：张国军

文字、配图：赵　晖

十二、尿隐血

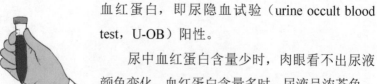

今天我刚取回入职体检报告，尿隐血阳性！单位通知一周后复检尿常规，可我平时身体状况很好啊！怎么会出现尿隐血呢？会影响入职吗？

别着急，我们来看一下哪些情况可出现尿隐血。

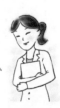

1. 什么是尿隐血？

我们都知道，血红蛋白主要存在于红细胞中，尿液中含量极微。当体内发生血管内溶血或泌尿道出血时，尿中可出现

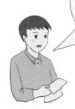

血红蛋白，即尿隐血试验（urine occult blood test，U-OB）阳性。

尿中血红蛋白含量少时，肉眼看不出尿液颜色变化，血红蛋白含量多时，尿液呈浓茶色、红葡萄酒色或酱油色。

2. 尿隐血阳性见于哪些疾病？

（1）血管内溶血时，血液中游离血红蛋白大量增加，可出现血红蛋白尿。这种情况常见于血栓性血小板减少性紫癜、阵发性寒冷性血红蛋白尿、血型不合的输血等。

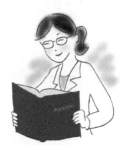

（2）泌尿系统疾病引起的出血会导致尿隐血试验阳性，因此尿隐血试验可以辅助诊断泌尿系统疾病。

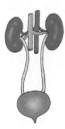

（3）心脏瓣膜修复术、严重肌肉外伤、血管组织损伤及烧伤等导致的红细胞破坏时，尿液可出现血红蛋白。

（4）蛇毒、蜂毒、疟疾感染或梭状芽孢杆菌中毒等也可导致尿隐血阳性。

3. 影响尿隐血的其他因素有哪些？

（1）剧烈运动、急行军或者长时间站立都会导致尿隐血阳性。

（2）女性在月经期进行尿常规检查，会出现尿隐血阳性。

（3）尿液被氧化剂污染或尿路感染时某些细菌会产生氧化酶，使尿隐血出现假阳性。

（4）尿中含有大量维生素 C 或其他还原物质、甲醛、亚硝酸盐时会导致尿隐血假阴性。

我明白了，下次复检尿常规要避免剧烈运动，使用洁净且无污染的容器，采集新鲜尿液，排除尿隐血试验的影响因素，才能保证结果准确可靠！

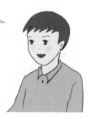

策划、审校：张国军

文字、配图：赵 晖

十三、尿糖

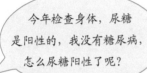

今年检查身体，尿糖是阳性的，我没有糖尿病，怎么尿糖阳性了呢？

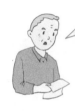

大爷，您先别急，我们来说说尿糖阳性是怎么回事！

1. 什么是尿糖？

肾脏就像筛子一样过滤血液中的废物，形成尿液。健康人尿液中可有微量葡萄糖，用定性方法检查为阴性。当血糖浓度超过 8.88mmol/L 时，肾小球滤过的葡萄糖量超过肾小管的重吸收能力，尿中开始出现葡萄糖，称为糖尿（glucosuria）。

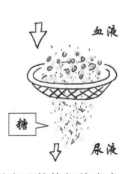

尿糖检测主要用于内分泌疾病，如糖尿病及其他相关疾病的诊断、治疗监测、疗效观察等，检测尿糖时同时检测血糖，可以提高诊断的准确性。

2. 尿糖增高见于哪些疾病?

（1）血糖增高性糖尿：主要见于内分泌性疾病，如糖尿病、甲状腺功能亢进、垂体前叶功能亢进、嗜铬细胞瘤、库欣（Cushing）综合征，这些疾病在尿糖阳性的同时伴有血糖增高。

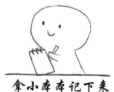

拿小本本记下来

（2）血糖正常性糖尿：有一些尿糖增高的情况血糖是正常的，是由肾小管重吸收葡萄糖的能力及肾糖阈降低所致，包括家族遗传性糖尿、新生儿糖尿、妊娠期或哺乳期糖尿。

（3）暂时性糖尿：脑血管意外、颅脑外伤、脑出血、急性心肌梗死时，也可出现暂时性高血糖和一过性糖尿。

3. 影响尿糖检测的其他因素有哪些?

（1）情绪激动可出现应激性高血糖和糖尿。

（2）进食含糖食物、饮料或静脉注射大量高渗葡萄糖后，血糖可以一过性增高，超过肾糖阈引起尿糖增高。

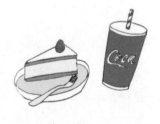

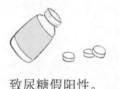

（3）药物因素：维生素C含量增高可导致尿液葡萄糖假阴性。尿中含有左旋多巴、水杨酸盐可导致尿糖假阴性，而氟化钠可导致尿糖假阳性。

（4）标本因素：标本容器含有氧化性物质（漂白粉、次亚氯酸等）时会出现尿糖假阳性，建议使用带盖的一次性留取尿液标本的容器。

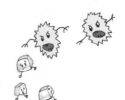

　　另外，标本久置后葡萄糖被分解，或尿酮体浓度过高时，尿糖可出现假阴性。

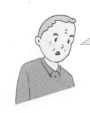

　　原来尿糖结果要准确，还需要注意这么多影响因素呢！

策划、审校：张国军

文字、配图：赵　晖

十四、尿亚硝酸盐

最近我有个难言之隐——反复的尿路感染，真发愁！

临床上尿路感染的发生率比较高，尤其是女性患者。尿常规中的亚硝酸盐检测就是一个可以快速筛查尿路感染的指标！

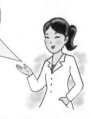

1. 什么是尿亚硝酸盐？

尿亚硝酸盐（nitrite，NIT）主要来自病原菌对硝酸盐的还原反应。作为尿液化学检查的项目之一，亚硝酸盐阳性考虑尿路感染的可能性大。

2. 尿亚硝酸盐与哪些细菌感染有关？

尿路感染的常见致病菌有大肠埃希菌属、克雷伯杆菌属、变形杆菌属、葡萄球菌属、假

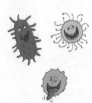

单胞菌属等，亚硝酸盐与大肠埃希菌感染的相关性最高。粪链球菌感染时亚硝酸盐呈阴性。

3. **影响尿亚硝酸盐检测的因素有哪些？**

（1）尿中的硝酸盐主要来源于正常饮食、蛋白质代谢或氨内源性合成。不能正常饮食的患者，体内缺乏硝酸盐，即使有细菌感染，也可出现亚硝酸盐结果阴性。

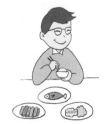

（2）药物对亚硝酸盐有一定影响。利尿剂、大剂量维生素C会导致亚硝酸盐假阴性，非那吡啶会导致假阳性。

（3）尿液标本最好留取晨尿，因为尿液在膀胱内停留时间长，细菌才有充分作用时间，否则亚硝酸盐呈假阴性。

（4）尿液送检要及时，应尽快检测，因为标本放置太久或尿液被细菌、偶氮剂污染会导致亚硝酸盐假阳性。

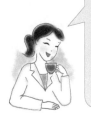

尿亚硝酸盐可与白细胞酯酶、尿沉渣显微镜检查结果相结合，综合分析判断，才能提高尿路感染诊断的可靠性。

长知识了，谢谢晖姐！

策划、审校：张国军
文字、配图：赵　晖

十五、粪便常规

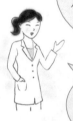

晖姐，我家宝宝拉肚子，能不能去医院查个大便，从家里带到医院的粪便怎么留呢？

粪便标本留取有很多注意事项，今天我们就来聊聊便便那点事！

1. 什么是便常规检测？

粪便是食物在我们体内消化的最终产物，便常规检查在消化道疾病的诊断与鉴别诊断中有重要意义。粪便常规检测一般包括粪便颜色、性状，以及显微镜检查、隐血试验。

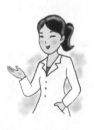

2. 粪便的颜色有哪些？

健康成人粪便呈黄褐色，婴儿粪便呈黄绿色或金黄色糊状，肠道下段出血时粪便呈红色，上消化道出血时粪便呈黑色，阿米巴痢疾时粪便呈果酱色，胆道梗阻时粪便呈灰白色。当然，饮食也会引起粪便颜色发生变化，如吃了动物内脏会使粪便颜色发黑，吃红心火龙果会导致粪便颜色变红。

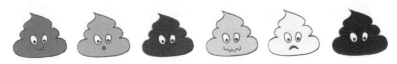

3. 粪便的性状改变有哪些？

　　健康成人粪便为成形条带状，病理情况下粪便形状会发生变化。稀便见于肠炎，黏液便见于肠道炎症、肿瘤或细菌性痢疾，鲜血便见于直肠癌、肛裂或痔疮，白色淘米水样便见于霍乱或副霍乱，婴儿消化不良或腹泻时粪便呈黄白色蛋花样。

4. 粪便显微镜检查查什么？

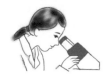

　　粪便显微镜检查主要检查粪便中有无病理成分，如各种细胞、寄生虫及虫卵、致病细菌、真菌等。

　　（1）白细胞在正常粪便中不见或偶见，炎症时白细胞可增多，细菌性痢疾、溃疡性结肠炎可见大量白细胞及吞噬细胞，过敏性肠炎、肠道寄生虫病时还可见到较多嗜酸性粒细胞，同时伴有夏科 - 莱登结晶。

　　（2）正常粪便中无红细胞，上消化道出血时，红细胞可被

胃液及肠液破坏，可通过隐血试验证实。在
下消化道炎症、外伤、肿瘤等患者的粪便中
可见到数量不等的红细胞。阿米巴痢疾患者
的粪便中以红细胞为主，成堆存在，并有破
碎现象。

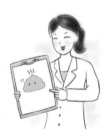

（3）粪便检验是肠道寄生虫感染最直接且可靠的方法。粪
便涂片中可见到寄生虫虫体或虫卵。

5. **粪便隐血试验有什么用途？**

上消化道有少量出血时，粪便中无可见血液，红细胞被消
化而破坏，由于显微镜不能发现，故称为隐血。粪便隐血试验
主要用于消化道出血、消化道肿瘤的筛检。

6. **粪便标本留取对结果的影响有哪些？**

粪便标本采集及送检正确与否，直接影响到检验结果的准
确性。

（1）选择含有黏液或脓血的部分，留取
新鲜的指头大小的标本，采集后应放入干燥、
清洁、无吸水性的容器内，如宝宝尿不湿里
的大便就不能拿来做便常规！

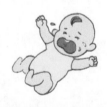

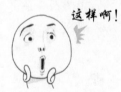

这样啊！

（2）不能取便盆或坐厕中的粪便标
本，因为尿液、消毒剂及污水等可以破
坏粪便中的有形成分，混入植物、泥土、

污水等时也会有腐生性原虫、真菌孢子、植物种子、花粉等干扰检验结果。

（3）采集标本后，在 1 小时内完成检查，否则可因 pH 及消化酶等影响，破坏分解粪便中的细胞成分。寄生虫检查时，粪便必须新鲜，如滋养体检查应在排便后迅速送检，立即检查并保温，以保持滋养体的活力。

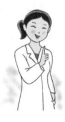

粪便标本的正确采集及送检能保证检验结果的准确性，从而更好地指导临床对消化系统疾病进行诊断及鉴别。

原来粪便标本留取不当也会影响结果，以后多注意！

策划、审校：张国军

文字、配图：赵　晖

第 2 章 "晖说晖解"之生化检验

　　生物化学是探讨生命奥秘的一个科学分支，利用生物化学来对患者进行检验的方法就称为生物化学检验。生物化学检验简称"生化检验"，其主要检验内容是机体代谢过程中涉及的主要物质、代谢产物的定性与定量。

　　随着生化检查技术的提高，一些以前靠影像仪器诊断的疾病，现在也可以通过生化检查来完成了，比如，心肌梗死患者的血液中会出现"心肌肌钙蛋白"，通过化验患者血液即可确诊是否患有心肌梗死。

一、生化检验科普概述

生化检验主要研究疾病状态下生物化学基础及疾病发展过程中的生物化学变化。常见的生化检验有肝功能、血脂、肾功能、电解质、心肌酶检测等。

目前，生化检验在临床实验室检测中非常常见，不论是三级甲等综合性医院，还是社区医院都在开展生化检验项目，这些生化检验项目对临床各种疾病的诊断及治疗有非常重要的作用。但是，生化检验项目的解读及采集标本时的注意事项等很多信息在大众中不是很普及，这就容易造成在就诊过程中出现误解和不必要的麻烦，影响临床的诊断和治疗，并且也会浪费患者的时间和金钱。

本章的科普就是主要为大家简单解读常见的生化检验项目的临床意义及一些影响因素，大众再遇到类似的问题时就不会恐慌和不理解！

二、血钾

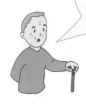

刚接到就诊医院的电话通知，说我采集的生化检测标本溶血了，导致钾离子结果高，需要重新抽血！我一听很害怕，怎么回事，是我的血液出问题了吗？

大爷您别紧张，老年人抽血不顺畅，可能会在血液标本采集时出现溶血问题，下面由我来解开您的疑惑！

北京天坛医院实验诊断中心　刘竞争

1. 什么是血钾？

钾离子（K^+）是细胞内液中主要的离子，血清钾的检测是临床常见的电解质检测项目之一，有助于水、电解质和酸碱平衡紊乱的判断。

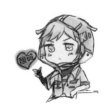

2. 钾离子升高见于哪些情况？

（1）输入钾溶液过快或过量，服用含钾丰富的药物，输入大量库存血等可引起高钾血症。钾离子升高主要是在临床用药不当时出现。一般情况下，饮食上有偏重不会导致体内钾离子过高。

（2）机体出现某些病理状态也会导致体内钾离子过高，如肾小管酸中毒、肾小管分泌钾离子障碍，从而造成高钾血症。

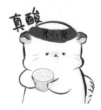

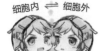

（3）机体内钾离子由细胞内向细胞外转移：大面积烧伤、挤压伤等组织细胞大量破坏，细胞内钾释放入血；代谢性酸中毒时，细胞内钾交换到细胞外，血钾升高。

高钾血症时，患者会出现震颤、肌肉酸痛、软弱、苍白、肢体湿冷等一系列类似缺血的现象。

高血钾很危险，是不是血钾越低越好呢？

不是的，如果钾摄入不足，就会出现低钾血症，突出表现为肌无力、昏迷、心搏骤停甚至呼吸肌麻痹等。

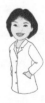

3. 什么会导致低血钾呢？

（1）术后长时间进食不足，可导致体内缺钾，发生低钾血症。

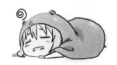

（2）严重呕吐、腹泻、胃肠减压和肠瘘等情况可因消化液丢失造成低血钾。

（3）输入过多葡萄糖，大量输入碱性药物或代谢性碱中毒时可致低钾血症。

4. 钾离子的影响因素有哪些？

（1）采血前如果患者有肌肉活动可能会使血钾上升。

（2）标本在采集不顺畅的时候发生溶血对血钾影响极大，溶血后红细胞内的钾离子释放会使血钾的测定结果假性增高。

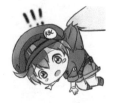

因此，在检测工作中，检测钾浓度的标本发生溶血时，需重新采血进行分析，以保证结果的准确性。

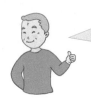

原来是这样，那我赶紧再去趟医院，配合医生重新采血检查！

策划、审校：张国军

文字、配图：刘紫薇　刘竞争　蔡雨萌

eÉÑöüßñ

三、血钠

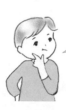

晖姐，上次讲过血钾，这次再给我讲讲血钠吧，我看它们总是一起检测，这个指标有什么意义？是不是谁吃盐多，谁的血钠就高呀？

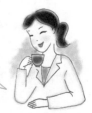

血钠也是生化离子检测一个常见指标，我们还请刘竞争老师讲解一下！

1. 什么是血钠？

钠离子（Na^+）是细胞外液中的主要阳离子，在维持细胞外液容量、酸碱平衡、渗透压和细胞生理功能方面起重要作用。

正常人钠的主要来源是食物中的氯化钠。钠离子主要通过肾脏排泄，少量通过汗液排出。血清钠离子浓度大于 145mmol/L 称为高钠血症，小于 135mmol/L 称为低钠血症。

2. 高钠血症主要见于哪些情况？

有许多情况都会导致血钠大幅度变化。尿崩症、水样泻、换气过度及糖尿病患者等由于水排出过多而无相应的钠丢失，造成浓缩性高钠血症，表现为口渴、烦躁、乏力。

3. 低钠血症见于哪些情况？

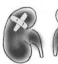

（1）肾上腺功能低下、渗透性利尿、肾素生成障碍及急慢性肾衰竭等由于肾脏排钠过多可致低钠血症。

（2）另外，心力衰竭及肝硬化腹水患者在使用排钠性利尿剂时也时常发生低钠血症。

（3）一些其他情况，如腹泻、大量出汗、呕吐、烧伤等，也会由于体液大量丢失导致低钠血症。

4. 影响血钠检测的其他因素有哪些？

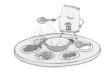

（1）调查显示，饮食习惯会影响钠离子的检测结果。长期高盐饮食者，钠离子检测结果会比正常人高，而长期低盐饮食者检测结果会比正常人低。

（2）运动出汗后血容量减少会导致钠升高，因此一定注意在采集标本前切忌剧烈运动，保证结果准确。

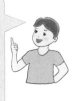

原来饮食和运动都会影响血钠结果，长知识了！

策划、审校：张国军
文字、配图：刘紫薇　刘竞争　赵　晖

四、血氯

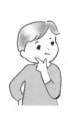

晖姐，生化检验报告上还有一个检验指标——血氯，这是检测什么的呢？

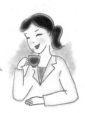

今天我们就来介绍下血氯这个离子检验项目！

1. 什么是血氯？

氯离子（Cl^-）是细胞外液的主要阴离子，具有调节机体渗透压和酸碱平衡的功能，并参与胃液中胃酸的生成。氯主要来源于食物中的氯化钠，而肾脏是氯的主要排泄途径。氯离子是一种带负电荷的离子，与其他电解质（如钾、钠）和二氧化碳（有时测量总二氧化碳）一起调节体液量，维持酸碱平衡。

2. 血氯升高和降低的临床意义是什么？

（1）血氯升高（称为高氯血症）通常表明脱水，也见于引起血钠升高的其他疾病，如库欣综合征或肾脏疾病。

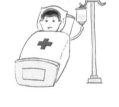

（2）高氯血症也见于体内碱丢失过多（引起代谢性酸中毒）或换气过度（引起呼吸性碱中毒）。

（3）任何代谢紊乱引起血钠浓度降低的同时，血氯浓度也降低，称为低氯血症。低氯血症也见于长期呕吐或胃肠引流、肺气肿或其他慢性肺部疾病（引起呼吸性酸中毒），体内酸丢失过多（引起代谢性碱中毒）。

3. 影响血氯检测的因素有哪些?

（1）静脉采血时，在输液（特别是输注 NaCl 时）同侧抽血会使血氯增高。

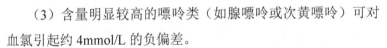

（2）卤化药物影响血氯水平，来自治疗药物和药膏的溴化物和碘化物分别可能引起血氯约 5mmol/L 和 6mmol/L 的正偏差。

（3）含量明显较高的嘌呤类（如腺嘌呤或次黄嘌呤）可对血氯引起约 4mmol/L 的负偏差。

> 原来血氯检测也有这么多影响因素呢!

策划、审校：张国军

文字、配图：刘紫薇　刘竞争　赵　晖

五、血氨

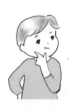

我爷爷住院了，有项检查结果我们从没见过——血氨。这个指标有什么意义呢？

血氨确实在我们平时检验中不是常规的项目，可能大家都不太了解。

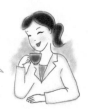

1. 什么是血氨?

体内各组织各种氨基酸分解代谢产生的氨及由肠管吸收进来的氨进入血液，形成血氨（blood ammonia，Amm）。高浓度的血氨有神经毒性，会引起肝性脑病，这是一种肝脏疾病引起的意识障碍、行为失常和昏迷的综合征。因此，血氨的测定在肝性脑病的监测和处理中具有重要的临床意义。

2. **血氨检测的临床意义有哪些?**

(1) 高浓度的血氨有神经毒性, 会引起肝性脑病, 这是一种肝脏疾病引起的意识障碍、行为失常和昏迷的综合征。

(2) 血氨的测定主要有助于重型肝病、肝硬化及一些遗传性的代谢性疾病的诊断、治疗及预后评估。重视血氨检测, 并及时采取治疗措施, 可提高患者生活质量, 降低病死率, 在临床上具有重要意义。

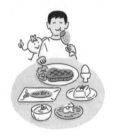

(3) 儿科医生在诊断儿童 Reye 综合征(脑病 - 脂肪肝综合征) 时, 由于患儿会伴有肝脏坏死, 血氨测定有助于疾病的诊断。

3. **导致血氨水平变化的生理因素及其他因素有哪些?**

(1) 在生理情况下, 血氨增高现象主要见于进食高蛋白饮食或运动后, 而血氨降低见于低蛋白饮食和贫血。

(2) 新生儿尿素循环中的酶活性只有 50%, 在 6 个月内达到成人水平。因此, 新生儿的血氨比成人高。

(3) 大量运动后, 血氨浓度升高。因此, 采血前避免剧烈运动, 采血时避免压迫肌肉。

(4) 吸烟是血氨假性升高的主要原因, 因此采血前 1 天的 24 ： 00 后应禁止吸烟。

(5) 标本采集时, 动脉血血氨比静脉血更有意义。

（6）血氨测定时，标本收集是否符合要求决定检测结果是否准确。检测血氨的标本采集应在空腹状态下进行，采血后应立即分离血浆并尽快检测，随着标本放置时间的延长，血氨值会不断升高。

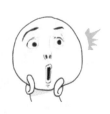

（7）红细胞中的氨浓度是血浆中氨浓度的 2.8 倍，因此溶血会造成假阳性的结果，故采集后的标本应该避免剧烈振荡，否则会造成标本中的红细胞破裂。

> 血液标本收集是否符合要求直接决定血氨检测结果的准确性！

策划、审校：张国军

文字、配图：李斯文　刘竞争　赵　晖

六、血钙

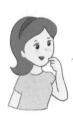

晖姐，最近我好几次晚上腿抽筋，不会是缺钙吧？是不是应该抽血查一下钙呢？

腿抽筋可能是缺钙的一种表现，但是对于血钙检测，大家可能存在一些误解！

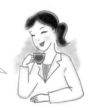

1. 什么是血钙？

钙（calcium，Ca）主要存在于乳制品及果蔬中，人体 90% 以上的钙存在于骨骼和牙齿中，血钙是只存在于血液中的钙，是人体中用来维持钙动态平衡的一小部分，因此血钙低不一定就是缺钙，需要结合骨密度检测综合判断！

2. 哪些疾病会引起低血钙呢？

（1）低白蛋白血症、慢性肾衰竭、甲状旁腺功能减退等造成的钙供给不足、吸收不良等会使血清钙降低。

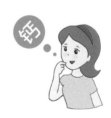

（2）食物中缺乏钙、维生素 D 缺少或紫外线照射不足等情况也会引起血钙降低,尤其是生长发育较快的婴儿。

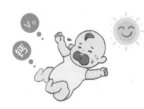

（3）长期腹泻或梗阻性黄疸可使维生素 D 与钙的吸收减少，也可使血钙降低。

3. 血钙降低的症状有哪些?

低钙血症可引起抽搐、低血压、心律失常等神经系统及心血管症状，严重时可危及生命。慢性低钙血症可引起骨质疏松、佝偻病等。

4. 血钙增高见于哪些疾病?

血清钙升高见于恶性肿瘤骨转移、原发性甲状旁腺功能亢进等，维生素 D 中毒导致肠道对钙吸收增加，血清钙升高。

所以，缺钙不能仅凭血钙的高低来判断，如果发生低钙血症，应积极治疗原发病，补充钙剂、增加日晒、合理营养可以避免疾病发生。

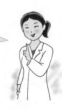

我明白啦，谢谢晖姐!

策划、审校：张国军

文字、配图：李斯文 刘竞争 赵 晖

七、尿酸

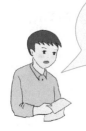

最近感觉运动时关节不太舒服,去医院做了检查,检验结果显示尿酸偏高,这表示什么呢?

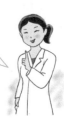

先别着急,今天我们就来聊聊尿酸那点事。

1. 什么是尿酸?

尿酸(uric acid,UA)是嘌呤碱基的代谢产物,主要在肝脏中生成,大部分经肾脏排泄,因此,排除外源性尿酸的干扰,血尿酸可以反映肾小球的滤过功能和肾小管的重吸收功能。

2. 尿酸病理性升高的临床意义是什么?

(1)血清尿酸测定的目的主要在于发现高尿酸血症,高尿酸血症的主要危害是引起痛风。血液尿酸浓度高到一定程度时,可出现尿酸盐结晶形成和沉积,引起特征性急慢性关节炎、关

节畸形、慢性间质性肾炎和尿酸性尿路
结石，即为痛风。

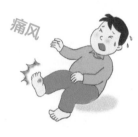

（2）各种肾脏疾病如慢性肾小球肾
炎、肾盂肾炎、多囊肾等，由于肾小球
滤过功能的减低，尿酸排泄减少；慢性
铅中毒可造成肾小管损害，使尿酸排泄受抑制。

（3）2型糖尿病与高尿酸血症两者共存时可相互影响，糖
尿病可导致高尿酸血症，而高尿酸血症又是糖尿病发生、发展
的独立危险因素。

（4）高血压不仅可引起大血管病变，还会造成微血管损害，
后者导致组织缺氧，不但会使血乳酸水平升高致肾脏清除尿酸
减少，而且会使尿酸形成过程中的底物，如腺嘌呤、次黄嘌呤
等明显增加,因此高血压患者的血尿酸水平往往高于血压正常者。

3. 引起尿酸升高的生理因素有哪些?

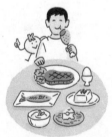

（1）短时间内从饮食中摄入大量含有
嘌呤的食物时，血液尿酸会升高，而高脂
饮食则会使尿酸测定结果偏低。

（2）妊娠高血压综合征孕妇的尿酸浓
度也会增高。

（3）由于男女的激素水平和生活习惯
不同，男性尿酸水平高于女性。不论男性还是女性，随着年龄
的增长，尿酸水平也有升高的趋势。

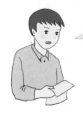

（4）肥胖可引起尿酸增高，主要原因是肥胖者多喜欢进食高嘌呤物质和饮酒，另外肥胖导致的内分泌及代谢紊乱都会使尿酸升高。

该减肥了……

（5）还需要注意的是，运动可使人体嘌呤的产生速度加快，尿酸排泄减少，尿酸浓度增高。因此，尿酸高的人，应该尽量避免剧烈运动、过度劳累。

唉！都是老去参加应酬惹的祸，我赶紧去医院好好查查我是不是得了痛风！

策划、审校：张国军

文字、配图：许惠文　刘竞争　赵　晖

八、总蛋白

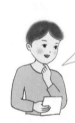

晖姐,公司最近组织了体检,我的检验结果里总蛋白偏高! 可是我平时很健康呀,您看我是不是有什么没查出来的病呀?

小天,先别着急,今天我们一起来了解一下总蛋白。

1. 什么是总蛋白?

总蛋白(total protein,TP)是血清中所含的各种蛋白质的总称,是反映机体营养状态及肝脏合成功能的重要指标,可分为白蛋白和球蛋白两类。

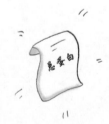

2. 血清总蛋白升高主要见于哪些疾病?

(1)蛋白(主要是免疫球蛋白)合成增多,见于多发性骨髓瘤、巨球蛋白血症。

（2）血液浓缩，如呕吐、腹泻、高热等。

（3）慢性感染性疾病，如自身免疫性肝炎、脓毒症等。

（4）肝硬化可造成 γ - 球蛋白增高，总蛋白也会增高。

3. 血清总蛋白降低常见于哪些疾病？

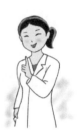

（1）中毒、坏死等严重肝损伤导致的蛋白合成减少。

（2）营养不良导致的蛋白摄入不足。

（3）肾病、大面积烧伤等导致的蛋白丢失过多，以及恶性肿瘤、甲状腺功能亢进等慢性消耗性疾病。

（4）疾病造成的血液稀释也会使总蛋白降低。

4. 影响总蛋白检测的因素有哪些？

血浆总蛋白测定受机体状态、时间与季节、标本采集情况等因素的影响。

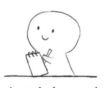

拿小本本记下来

（1）血浆总蛋白随年龄增长而增加，60 岁以后稍有下降。

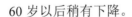

（2）剧烈运动、站立时间长都会导致血清白蛋白增高。

（3）昼夜和季节不同,检测结果也会略有不同。

（4）直立体位时总蛋白浓度可升高，进行性水肿患者更明显，最好仰卧位采血。

（5）采血时若止血带压迫超过 3 分钟，血液标本出现溶血或脂血也会导致血清白蛋白增高。因此，检测血清蛋白质时，应在安静状态下空腹采血，止血带压迫时间不能过长，以排除其他影响因素，对检测结果进行正确判断。

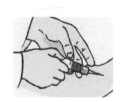

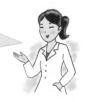

小天，建议你排除上面的影响因素，准确采集标本再复查一下，如果总蛋白结果还是不正常再考虑到医院就诊。

好的，明白啦！谢谢晖姐！

策划、审校：张国军

文字、配图：许惠文　刘竞争　赵　晖

九、白蛋白

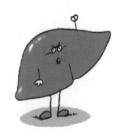

上一期科普给大家介绍了总蛋白，今天再介绍总蛋白中的一个重要组成成员——白蛋白。

1. 什么是白蛋白？

白蛋白（albumin，Alb）又称清蛋白，是血浆中含量最丰富的蛋白质，占血浆总蛋白的 57% ～ 68%。它具有结合和运输内源性与外源性物质的性质、维持血液胶体渗透压、清除自由基、抑制血小板聚集和抗凝血等生 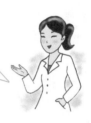 理功能。白蛋白在肝脏中合成，可作为肝实质性损伤及体内蛋白代谢异常的重要指标。

2. 白蛋白增高和降低有哪些临床意义？

（1）血清白蛋白增高主要见于严重脱水和休克、严重烧伤、烫伤等导致的血液浓缩。

（2）肝脏是体内蛋白合成的主要场所，各种肝病均可影响蛋白质合成功能，引起多种血清白蛋白浓度变化。许多病理情况下会出现低白蛋白血症，如慢性肝炎、肝硬化等可导致肝功能下降，造成白蛋白的合成减少。

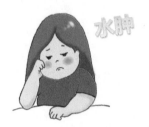

（3）同时，肾脏及胃肠道疾病可导致白蛋白丢失，手术、创伤及感染性疾病也可使白蛋白分解增加，造成白蛋白检测降低。当白蛋白低于 28g/L 时，会有组织水肿出现。

（4）血清白蛋白与多种恶性肿瘤的预后相关，如卵巢癌、胃癌、白血病、淋巴瘤等。白蛋白水平是肿瘤患者存活的预示因子，60 岁以上住院患者的死亡率与低白蛋白水平有关。

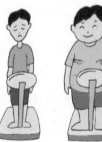

（5）由于血清白蛋白受饮食中蛋白质摄入量的影响，可将其作为个体营养状态的评价指标，但早期缺乏时不易检出。

3. 影响白蛋白检测的因素有哪些？

（1）血清白蛋白在不同年龄段的正常值不同，出生后随年龄增长逐渐增加，成年以后逐渐降低。

（2）男性白蛋白稍高于女性，可能与男女体内的激素水平差异及饮食结构不同有关。

（3）走动者比卧床者白蛋白高。

（4）妊娠妇女因其血容量增大及胎儿生长所需也会出现血清白蛋白浓度下降，分娩后可恢复正常。妊娠妇女应定期检测血清白蛋白水平，以评估其妊娠期营养状况，对优生优育有着重要的临床意义。

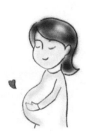

策划、审校：张国军
文字、配图：许惠文　刘竞争　赵　晖

十、总胆固醇

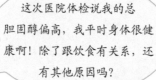

这次医院体检说我的总胆固醇偏高，我平时身体很健康啊！除了跟饮食有关系，还有其他原因吗？

大爷您先别紧张，胆固醇在老年人群中增高还是比较常见的。

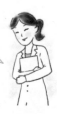

1. 什么是总胆固醇？

总胆固醇（total cholesterol，TC）是指血液中各脂蛋白所含胆固醇的总和，人体胆固醇一部分来源于膳食，一部分由自身合成产生。血清总胆固醇测定是血脂分析的常规项目。

2. 总胆固醇升高的临床意义有哪些？

总胆固醇水平主要取决于遗传因素和生活方式。病理性升高常见于高脂蛋白血症、动脉粥样硬化、阻塞性黄疸、甲状腺功能

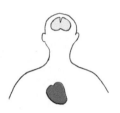

减退、肾病综合征、糖尿病等疾病。另外，脂蛋白代谢相关酶或受体基因发生突变也是引起胆固醇显著增高的原因之一。

高水平的总胆固醇不仅可增加冠心病的发病危险，同时也是脑卒中发病的危险因素。

3. 胆固醇降低的临床意义有哪些？

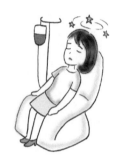

胆固醇降低常见于营养不良、严重贫血、急性感染、消耗性疾病、甲状腺功能亢进、肝病等。

4. 影响胆固醇的因素有哪些？

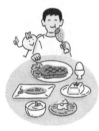

（1）血清总胆固醇水平受年龄、家族、性别、遗传、饮食和精神等多种因素影响。许多动物源性食物中富含胆固醇，长期高胆固醇、高饱和脂肪酸摄入可造成总胆固醇升高。

（2）不同年龄段，总胆固醇水平会所有不同：新生儿总胆固醇很低，哺乳后很快接近成人水平，之后随年龄增长而上升，但 70 岁以后不再上升，甚至有所下降。

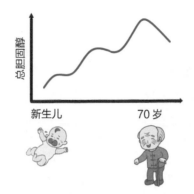

（3）长期吸烟、饮酒和精神紧张等会引起总胆固醇升高。因此，良好的生活方式可显著影响血清胆固醇水平，如控制饮食中胆固醇的摄   入、增加体力运动、维持理想体重、控制吸烟等。

（4）高脂肪、高胆固醇、高糖饮食及饮酒对总胆固醇水平有明显的影响，因此检测胆固醇时一般要求空腹12小时以上采血。

（5）大量还原性药物也会干扰总胆固醇测试，使结果偏低，因此，要注意鉴别引起血清总胆固醇水平增高或降低的原因。

看来影响总胆固醇的因素挺多，要注意鉴别！

策划、审校：张国军

文字、配图：张艳芳　刘竞争　赵　晖

十一、血糖

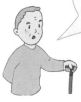

上次我去医院体检检测血糖，医生让我不吃早饭抽血检测，而有的人是吃饭后去检测血糖，都是查血糖，怎么还不一样呢？

大爷，血糖在不同情况下的检测意义是不同的，具体是餐前还是餐后血糖要根据临床医生的要求。

1. 什么是血糖？

血糖（blood glucose，Glu）是指血液中的葡萄糖，在体内胰岛素等多种激素调节下，血糖浓度维持相对恒定，当血糖浓度超过参考区间上限时称为高血糖症，血糖浓度低于参考区间下限时为低血糖症。糖尿病是糖代谢紊乱最常见、最重要的表现形式。

2. 什么是空腹血糖?

空腹血糖是指至少 8 小时内不摄入含热量食物后测定的血浆葡萄糖,反映胰岛 B 细胞功能,代表基础胰岛素的分泌功能,也是诊断糖尿病最主要的依据。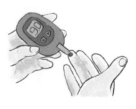
若空腹全血血糖不止一次超过 6.7mmol/L,血浆血糖等于或超过 7.8mmol/L,即可诊断为糖尿病。

3. 餐后 2 小时血糖的意义有哪些?

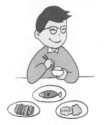

餐后 2 小时血糖反映胰岛 B 细胞的储备功能,以及进食后胰岛 B 细胞分泌胰岛素的能力,适用于监测空腹血糖已获良好控制但仍不能达到治疗目标者。

很多糖尿病患者空腹血糖不高,当餐后血糖 ≥ 11.1mmol/L 时,诊断糖尿病的敏感性更高。并且,餐后 2 小时血糖能较好地反映进食量及使用的降糖药是否合适,这是仅查空腹血糖所不能替代的。

4. 影响血糖检测的因素有哪些?

(1)剧烈运动、情绪激动或严重失眠会导致生理性血糖升高。

(2)妊娠呕吐、脱水、缺氧、窒息等也会使血糖升高。

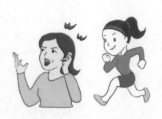

第 2 章 "晖说晖解"之生化检验

（3）内分泌疾病、胰腺疾病及严重的肝脏病变都会导致血糖升高，颅脑损伤、脑卒中、心肌梗死也会导致血糖应激性升高。

（4）一些药物可引起血糖升高，如激素类药物、噻嗪类利尿剂、口服避孕药等。

（5）静脉输注葡萄糖治疗者，应避免在输液过程中或输液刚结束时采血检测，否则可出现血糖检测值比实际偏高。

因此，为保证结果的准确可靠，检查前应保持平常规律饮食，保证充足睡眠，抽血化验前应避免剧烈运动、吸烟及饮用咖啡和可乐等高糖饮料。

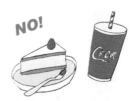

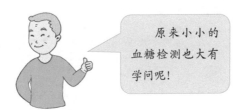

策划、审校：张国军

文字、配图：许惠文　刘紫薇　刘竞争　赵　晖

十二、胰岛素

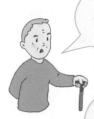

很多糖尿病患者都会检测胰岛素这个项目，检测的主要目的是什么呢？

胰岛素是调节血糖的重要激素，这次我们请北京天坛医院的刘竞争老师解开您的疑惑！

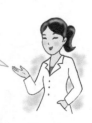

1. 什么是胰岛素？

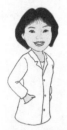

胰岛素（insulin，Ins）是胰岛 B 细胞产生的多肽激素，主要作用是促进肝、骨骼肌和脂肪组织对葡萄糖的摄取，促进葡萄糖转换成糖原或脂肪储存起来，抑制肝脏的糖异生，刺激蛋白质合成并抑制蛋白质分解，总的效应是降低血糖。血浆胰岛素的测定能反映胰岛 B 细胞的功能。

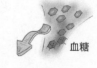

血糖

2. 哪些情况会引起血清胰岛素增高?

（1）胰岛素升高常见于 2 型糖尿病，此类患者通常较肥胖，患病早期、中期均出现高胰岛素血症。

（2）患胰岛 B 细胞瘤、胰岛素自身免疫综合征、脑垂体功能减退症、甲状腺功能减退症及艾迪生病时胰岛素也有异常升高。

（3）此外，妊娠期妇女、应激状态下（如外伤、烧伤等）患者的血清胰岛素水平也升高。

3. 哪些因素会引起血清胰岛素下降?

（1）胰岛素下降常见于 1 型糖尿病及 2 型糖尿病晚期患者。

（2）胰腺炎、胰腺外伤、胰岛 B 细胞功能遗传学缺陷患者，以及服用噻嗪类药物、β 受体阻滞剂的患者胰岛素水平降低。

4. 影响血清胰岛素的常见因素有哪些?

（1）健康人在葡萄糖的刺激下，胰岛素呈脉冲式分泌，因此血清胰岛素水平受饮食的影响。

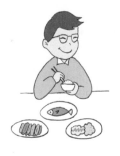

（2）溶血可以严重影响胰岛素测定值，这是由于红细胞内存在胰岛素降解酶，能将胰岛素水解为小分子片段，引起检测结果的下降。因此，在血液标本采集及处理过程中应该尽可能避免溶血的发生。

（3）标本的保存温度越高、保存时间越长，对结果的影响越大，因此在一定时间内低温保存或冷冻保存标本，才能保持生物活性，不会对检测结果带来明显影响。

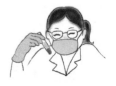

策划、审校：张国军

文字、配图：刘紫薇　刘竞争　赵　晖

十三、C 肽

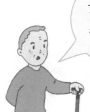

糖代谢检测时，除了胰岛素检测，还有一项检测——C 肽，为什么要检测这个项目呢？

C 肽的测定对糖尿病的分型及低血糖症的鉴别都有重要的临床意义。

1. 什么是 C 肽?

C 肽（C-peptide，C-P）是胰岛素原在胰岛 B 细胞中经酶裂解作用与胰岛素同时产生的物质，无生物活性，但对保证胰岛素的正常结构是必需的，其测定能更好地反映胰岛 B 细胞的功能。

2. C 肽的临床意义有哪些?

（1）反映胰岛 B 细胞的功能。C 肽的测定不受注射胰岛素的影响，对于胰岛素治疗的患者，C 肽的变化更能反映胰岛 B 细胞的功能，以决定是否需继续治疗。

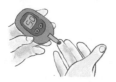

（2）C 肽的测定可用于鉴别低血糖是由于胰岛素瘤的过度分泌还是因为患者自己注射了胰岛素。

（3）可用于判定胰岛素瘤的切除是否完全或是否转移。

（4）用于监测胰腺手术效果：在全胰腺切除术后检测不到血清 C 肽，而在胰腺或胰岛细胞移植成功后其浓度应该增加。

3. 测定 C 肽与检测胰岛素相比，有哪些优势呢？

（1）由于肝脏的代谢可以忽略，与外周血胰岛素浓度相比，C 肽浓度可更好地反映胰岛 B 细胞功能。

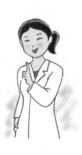

（2）C 肽不受外源性胰岛素干扰且不与胰岛素抗体反应，因此，常用来评定已用胰岛素治疗患者的胰岛功能。

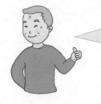

原来 C 肽在糖代谢检测时，有不可替代的重要作用！

策划、审校：张国军

文字、配图：刘紫薇　刘竞争　赵　晖

十四、高/低密度脂蛋白

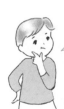

晖姐，我想问一下血脂检查的化验单上，经常看到高密度脂蛋白和低密度脂蛋白，这两项检测指标有什么意义呢？

小天，脂蛋白检测是血脂检测中的重要项目，是评价血脂水平的参考指标，我们请北京天坛医院的刘竞争老师解开您的疑惑！

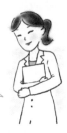

1. **什么是高密度脂蛋白和低密度脂蛋白？**

在讲高密度脂蛋白和低密度脂蛋白之前，先给大家介绍下脂蛋白。脂蛋白（lipoprotein，LP）是由脂质和蛋白质组成的复合物，一般分为四大类：乳糜微粒、低密度脂蛋白、高密度脂蛋白和极低密度脂蛋白。

高密度脂蛋白（high density lipoprotein，HDL）

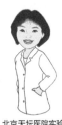

北京天坛医院实验诊断中心 刘竞争

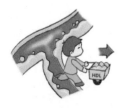

是血液中携带胆固醇的一类脂蛋白，它可将周围组织中的胆固醇运载到肝脏进行处理，防止游离胆固醇在肝外组织细胞上沉积，被认为是"好胆固醇"，能降低斑块的形成，防治和延缓动脉粥样硬化的发展，是临床冠心病保护因子之一。

相反，低密度脂蛋白（low density lipoprotein，LDL）可将肝脏合成的胆固醇运输到血液循环中，引起血浆胆固醇含量升高，时间久了会促进动脉粥样硬化的形成，进而增加冠心病、脑卒中等心脑血管病的危险性。因此，低密度脂蛋白也被称为"坏胆固醇"，增高的主要原因是家族性高胆固醇血症及高脂蛋白血症。

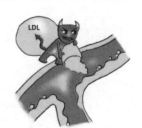

2. HDL 的临床意义是什么？

（1）HDL 被称为人体内具有抗动脉粥样硬化的脂蛋白，HDL 水平降低时，心血管病的发病危险也随之增加。

（2）糖尿病是低高密度脂蛋白血症的独立危险因素，胰岛素抵抗也是引起 HDL 代谢异常的一个重要原因。糖尿病患者往往会存在高脂血症，LDL 表现为轻度升高。

（3）肝脏是 HDL 合成、分泌及降解的场所，因此，伴有肝脏疾病的患者，其 HDL 水平降低。

（4）伴有肾脏疾病的患者，血清 HDL 水平低下。

（5）炎症、手术及一些慢性疾病会导致卵磷脂 - 胆固醇酰基转移酶（LCAT）的活性被抑制，HDL 水平及功能均降低。

3. LDL 的临床意义是什么？

（1）LDL 水平升高主要见于家族性高胆固醇血症。

（2）甲状腺功能减退时，LDL 水平升高。

（3）肾病综合征患者血清 LDL 增高。

（4）糖尿病患者表现为 LDL 轻度升高。

4. 影响 HDL 检测的因素有哪些？

（1）素食和高糖饮食、营养不良者 HDL 明显降低，高脂饮食者 HDL 水平升高。

（2）肥胖与 HDL 关系密切，体重每减少 1kg，血清 HDL 可增加 3.5mg/L。

（3）吸烟和长期超量饮酒都会使 HDL 降低。

（4）长期足量运动可使 HDL 升高，但为了避免运动对 HDL 水平检验结果的影响，建议受检者在采血前 2 天内不要进行剧烈运动。

5. 影响 LDL 检测的因素有哪些？

（1）青年女性的 LDL 低于男性，而绝经后妇女则会高于同龄男性。

（2）LDL 含量随着年龄的增长而增加，老年人的 LDL 升高。

（3）妊娠后期各项血脂都会增高，应在产后或终止哺乳后 3 个月查血，以反映其基本血脂水平。

（4）肥胖可使人体血清 LDL 升高。

（5）长期高胆固醇、高饱和脂肪酸和反式脂肪酸的饮食摄入可导致 LDL 的升高。

（6）血脂检测应在禁食 12 小时后空腹采血，避免饮食引起的 LDL 水平升高。

原来是这样，虽然这两个项目名字只有一字之差，意义却完全不同，而且检测还有这么多影响因素呢！

策划、审校：张国军

文字、配图：刘紫薇　刘竞争　赵　晖

十五、载脂蛋白

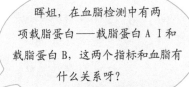

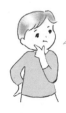

晖姐，在血脂检测中有两项载脂蛋白——载脂蛋白ＡⅠ和载脂蛋白B，这两个指标和血脂有什么关系呀？

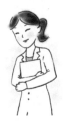

载脂蛋白种类很多，与动脉硬化关系最密切的是载脂蛋白ＡⅠ和载脂蛋白B。

1. 什么是载脂蛋白？

脂蛋白中的蛋白部分称为载脂蛋白（apolipoprotein，Apo），载脂蛋白在脂蛋白的代谢及完成其生理功能中具有重要作用，其主要功能是构成并且稳定脂蛋白的结构，修饰并影响脂蛋白代谢相关酶的活性。

同时作为脂蛋白受体的配体，载脂蛋白参与脂蛋白与细胞表面受体的结合代谢过程。载脂蛋白种类很多，一般分为 5 ～ 7 类，命名方式是用英文字母顺序编码，每一类还有亚类。

2. 载脂蛋白 A I 的临床意义有哪些?

（1）载脂蛋白 A I（apolipoprotein A I，ApoA I）主要存在于高密度脂蛋白（HDL）中，其主要的生理功能是组成脂蛋白并维持其结构的稳定与完整，具有清除脂质和抗动脉粥样硬化的作用。

（2）血清 ApoA I 水平反映 HDL 的数量，两者具有互相提示的作用。我们说过 HDL 是一种"好胆固醇"，可清除血管垃圾，含量越高越好，因此 ApoA I 水平低的患者更容易发生心脑血管类疾病。此外，糖尿病、慢性肝病、肾病综合征等都可以出现血清 ApoA I 降低。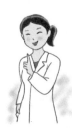

3. 载脂蛋白 B 的临床意义有哪些?

（1）载脂蛋白 B（apolipoprotein B，ApoB）可分为两个亚类，即 ApoB48 和 ApoB100。前者主要存在于乳糜微粒中，参与外源性脂质的消化、吸收和运输；后者存在于低密度脂蛋白（LDL）中，参与极低密度脂蛋白（VLDL）的装配和分泌，在血液中，VLDL 可代谢转化为富含胆固醇的 LDL。

（2）ApoB 是 LDL 的主要结构蛋白，血清 ApoB 水平可反映血液中 LDL 的数量。LDL 是一种"坏胆固醇"，因此血清 ApoB 浓度升高预示着冠心病的发病率增高。另外，ApoB 升高也见于高脂血症、糖尿病、肾病综合征等。ApoB 降低主要见于肝硬化、药物疗法及感染等。

4. **影响载脂蛋白检测的因素有哪些?**

（1）过量饮酒及妊娠期间会有 ApoA Ⅰ升高的情况。

（2）高脂饮食、肥胖及女性使用促黄体生成素可使 ApoB 升高，而运动、素食等可降低 ApoB 水平。

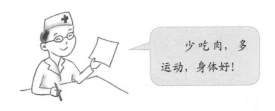

策划、审校：张国军

文字、配图：刘紫薇　刘竞争　赵　晖

十六、甘油三酯

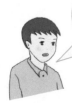

今天本来要到医院抽血检测甘油三酯，可是护士知道我吃了早饭就不给我采血了，吃饭对这个项目的影响有这么大吗？

甘油三酯检查需要早上空腹时进行采血，否则会影响结果的准确性！

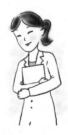

1. 什么是甘油三酯？

甘油三酯（triglyceride，TG）是血浆中各脂蛋白所含甘油三酯的总和，首要功能是为细胞提供能量。TG 是由 3 分子脂肪酸和 1 分子甘油酯化而成的中性脂肪分子，是构成血脂的主要成分，是人体内含量最多的脂类。

2. 甘油三酯的临床意义有哪些？

（1）血清 TG 是一项重要的临床血脂常规检测项目，高水

平 TG 是导致动脉粥样硬化的决定
性因素，同时也是脑出血发病的危
险因素。

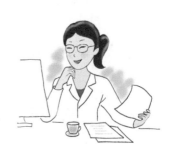

（2）与健康人比较，乳腺癌患
者的血浆 TG 水平较高，血浆 TG 水
平与乳腺癌的发生有密切关系。

（3）血清 TG 增高还常见于家族性脂类代谢紊乱、肾病综
合征、糖尿病、甲状腺功能减退、急性胰腺炎、糖原贮积病、
胆道梗阻和原发性甘油三酯增高症等。

（4）血清 TG 降低常见于慢性阻塞性肺疾病、脑梗死、甲
状腺功能亢进、营养不良和消化吸收不良综合征等疾病。

3. 影响甘油三酯检测的因素有哪些?

（1）高脂肪饮食后甘油三酯升高，一般餐后 2 ～ 4 小时达
到高峰，8 小时后基本恢复空腹水平。

（2）随着年龄增长，甘油三酯水平升高（中青年男性高于
女性，50 岁女性高于男性）。

（3）运动不足、肥胖可使甘油三酯升高。

（4）饮酒对血清甘油三酯水平有明显影响，酒精（乙醇）
可增加体内脂质的合成速率，减
慢其分解代谢速率，因此检查前
几天禁忌饮酒。

（5）饮食是影响血清甘油三
酯最主要的因素，因此查血脂要

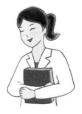

空腹!
空腹!
空腹!
重要的事说三遍!

求空腹 12 小时后进行。另外，血脂检查前 4 天避免摄入过量的高脂肪、高胆固醇和高糖食品，保持清淡饮食。

我明白了，检查血脂一定要空腹抽血！

策划、审校：张国军
文字、配图：刘紫薇　刘竞争　赵　晖

十七、淀粉酶

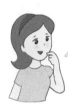

昨天夜里突然肚子痛，来医院看急诊，医生给我开的化验里有淀粉酶这个项目，晖姐，这个指标有什么意义吗？

淀粉酶通常是检查胰腺炎的特征性指标，今天我们来聊一聊淀粉酶。

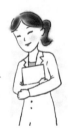

1. 什么是淀粉酶?

淀粉酶（amylase，Amy）是在食物多糖类化合物消化过程中起重要作用的水解酶。人体中的淀粉酶主要存在于胰腺和唾液腺中，其有两种同工酶，即唾液腺型（S-Amy）和胰腺型（P-Amy）。淀粉酶主要由唾液腺和胰腺分泌，可通过肾小球滤过。

2. Amy 的临床意义有哪些?

（1）主要用于急性胰腺炎诊断和鉴别诊断。急性胰腺炎发

病后血、尿中 Amy 升高有时相性，且血
Amy 早于尿 Amy 升高。

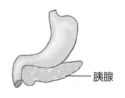
胰腺

血 Amy 准确性好，但尿 Amy 升高更
明显、下降比血 Amy 慢，所以尿 Amy 在
急性胰腺炎后期有价值。

（2）急性阑尾炎、肠梗阻、胰腺癌、胆石症、溃疡病穿孔
及吗啡注射后等均可引起血清 Amy 增高。

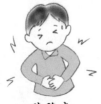
胰腺炎

（3）正常人血清中 Amy 主要由肝脏产
生，因此血清和尿中 Amy 同时降低主要见
于肝炎、肝硬化、肝癌及急性和慢性胆囊炎
等。肾功能严重障碍时，血清 Amy 升高，
但尿 Amy 降低。

3. 影响 Amy 的因素有哪些？

（1）检测时间：Amy 在血液中的半衰
期很短，约为 2 小时，在肾脏几乎不重吸收，
因此造成血液 Amy 的量与胰腺坏死程度不
成比例；而且尿液 Amy 活性比血清升高迟、
峰值晚、维持时间长，因此检测时间对急
性胰腺炎诊断及监测很重要。

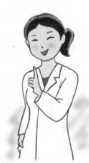

（2）年龄：新生儿血清 Amy 约为成年
人的 18%，主要为 S-Amy，到 5 岁时达成人水平；在 1 岁内测
不出血清 P-Amy，以后缓慢上升，在 10 ～ 15 岁时达成人水平。

（3）妊娠：妊娠期剧吐可引起血清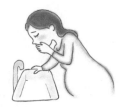
Amy 升高，但一般不超过正常值的 5 倍，
这是因为长时间剧烈呕吐不能进食，且妊
娠早期胃液及消化酶分泌减少等因素可导
致食管、胃肠功能紊乱，激发非胰腺组织 Amy 的生成，胃肠道
局部黏膜受损或促进 Amy 吸收入血。

4. 淀粉酶解读时的注意事项有哪些？

（1）血清 Amy 升高幅度一般和疾病严重程度无关，但幅度
越高急性胰腺炎可能性越大，Amy 水平正常也不能排除急性胰
腺炎。

（2）急性胰腺炎时临床以血 Amy 检查（准确性更好）为
依据，以尿 Amy 检查为参考。

（3）维生素 D 可以提高小肠对钙的吸收，但大量服用会引
起高血钙，从而促进胰蛋白酶原转化为胰蛋白酶，并抑制胰蛋
白酶降解，以致酿成胰腺炎，引起淀粉酶升高。

原来淀粉酶检测对
胰腺炎的诊断有这么重
要的意义！

策划、审校：张国军

文字、配图：刘紫薇　刘竞争　赵　晖

十八、尿素

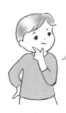

前几天我抽血检查肾功能，其中尿素结果偏高，医生建议我控制饮食，别吃太多蛋白质食物，过一段时间再复查，这个是怎么回事？吃得太好了也是错？

血尿素是我们检测肾功能常见的项目，但它也受饮食中蛋白质含量的影响。

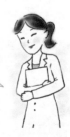

1. 什么是血清尿素？

尿素（urea）为体内蛋白质的终末代谢产物，血清尿素的浓度取决于机体蛋白质的分解代谢速度、食物中蛋白质摄取量及肾脏的排泄能力。血清尿素浓度可在一定程度上反映肾小球滤过功能。

2. 影响血清尿素变化的病理因素有哪些？

（1）蛋白质代谢：重症感染、恶性肿瘤、消耗性疾病、上消化道出血、大面积烧伤、严重创伤、大手术后、甲状腺功能亢进、肾上腺皮质功能减退等情况可增加蛋白代谢,导致血清尿素升高。

(2)肾前性因素:主要原因是失水、血液浓缩、血容量不足,从而导致肾血流量减少、肾小球滤过率降低,造成血液中尿素潴留。例如,剧烈呕吐、烧伤、休克、消化道梗阻、充血性心力衰竭、糖尿病酮症酸中毒等情况。

(3)肾性因素:急性或慢性肾功能不全、肾小球肾炎、尿毒症、肾衰竭、慢性肾盂肾炎、肾脏肿瘤、肾结核等引起肾脏功能障碍时,尿路排泄受阻,血液中尿素水平升高。

(4)肾后性因素:各种原因引起的尿路梗阻,如前列腺肿大、尿路结石、尿路狭窄或畸形、肿瘤压迫等,可导致尿路排泄障碍,引起血尿素浓度升高。

3. **影响血清尿素变化的生理因素有哪些?**

(1)血清尿素水平会随年龄增长而略有增高。

(2)血清中尿素浓度水平与性别有关,同年龄男性血清尿素水平高于女性。

(3)高蛋白饮食后可引起血清尿素升高。

原来尿素也有这么多影响因素,抽血时要注意!

(4)妊娠期妇女血清尿素浓度均低于健康成年妇女。

策划、审校:张国军
文字、配图:刘紫薇 刘竞争 赵 晖

十九、肌酐

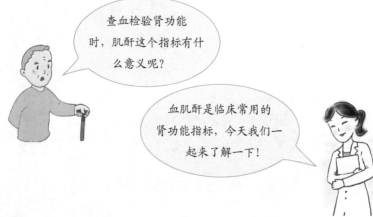

1. 什么是肌酐?

肌酐（creatinine，Cr）为肌肉磷酸肌酸的代谢产物，主要从肾小球滤过，在一定程度上反映肾脏的功能状态。

2. 导致血肌酐升高及降低的病理因素有哪些?

（1）各种肾病、心肌炎、肌肉损伤可导致血肌酐升高，肾功能不全的代偿期肌酐可不增高或轻度增高；肾衰竭失代偿期肌酐轻度增高；尿毒症时肌酐可达 1.8mmol/L，为尿毒症的诊断指标之一。

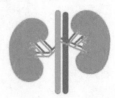

肾脏损伤，如果两个肾脏都正常，那么只要一个肾脏发挥功能，血清肌酐就能维持在正常水平。因此，血肌酐并不能反映早期、轻度的肾功能下降。

（2）甲状腺功能减退（甲减）患者在甲减状态下，血清肌酐浓度恒定升高，其值显著高于正常，这可能与甲减时肾小球滤过率降低有关，而在纠正甲减后这种情况可改善，因此血清肌酐在指导甲减的治疗中有重要的临床意义。

（3）脑卒中患者血糖、尿素、肌酐水平明显升高，且与病情严重程度及预后相关，血糖、尿素、肌酐水平明显增高者预后差。

3. 影响肌酐的生理因素及其他因素有哪些？

（1）男性比女性血肌酐浓度高。

（2）老年人的血清肌酐水平低于年轻人。

（3）肌肉发达者比消瘦者肌酐偏高。

（4）妊娠早期肾小球滤过率及肌酐清除率增加而肌酐产生无变化，导致血清肌酐浓度下降。

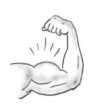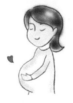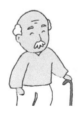

（5）高胆红素对测定结果也有很大影响，尤其新生儿血清中的高胆红素，往往使肌酐结果偏低。

（6）抗凝剂肝素钠使酶法肌酐测定结果升高，因此用酶法测定肌酐时不能使用肝素钠抗凝。

（7）有些药物会影响肌酐的检测，如抗惊厥药苯乙酰脲使肌酐浓度升高，改善微循环的血管保护药羟苯磺酸钙可使肌酐结果假性降低。酚磺乙胺对苦味酸法和肌氨酸氧化酶法测定肌酐均有干扰。

（8）红细胞中存在很多肌酐物质是造成测定值发生偏差的主要原因，会使血肌酐的检测结果假性升高，因此为避免结果的误差，血清标本应避免溶血的发生。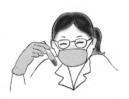

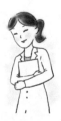

解读肌酐结果时一定要注意影响因素的存在！

策划、审校：张国军

文字、配图：刘紫薇 刘竞争 赵 晖

二十、乳酸脱氢酶

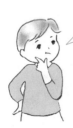

我看生化检验项目中有很多酶的检测，不理解这些酶有什么不同的意义呢？

生化检验项目中酶学检测是其中非常常见的重要部分，今天我们就为大家介绍下乳酸脱氢酶。

1. 什么是乳酸脱氢酶?

乳酸脱氢酶（lactate dehydrogenase，LDH）属于氧化还原酶，是参与糖无氧酵解和糖异生的重要酶，存在于所有体细胞的胞质中，以骨骼肌、肾和心肌中含量最为丰富。

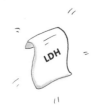

2. 乳酸脱氢酶的临床意义有哪些?

（1）血清中 LDH 活性增高主要见于心肌梗死、肝病、肺梗死、白血病、恶性淋巴瘤等疾病。同时，某些肿瘤转移后所致的胸腔积液、腹水中 LDH 活性往往也升高。

（2）白血病、巨幼细胞贫血、恶性淋巴瘤等患者的 LDH 活性升高。血清 LDH 水平的测量可以作为儿童急性淋巴细胞白血病诊断和预后的指标。

（3）细菌性脑膜炎的脑脊液中 LDH 含量通常呈现高水平。在病毒性脑膜炎的情况下，高 LDH 值通常表明存在脑炎和不良预后。

3. **影响乳酸脱氢酶的因素有哪些？**

（1）在妊娠中期和晚期血清中 LDH 水平有所降低，这可能是由于妊娠期间血容量的改变。但若妊娠期间合并高血压，则会使全身小动脉收缩、器官发生缺血、缺氧及相关功能受到损害，细胞严重受损，血清 LDH 合成明显增多。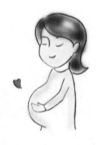

（2）肥胖人群 LDH 普遍高于健康人群。

（3）运动训练可引起血清 LDH 活性升高。

（4）餐后立即抽血也会造成 LDH 增高。

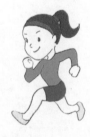（5）药物对 LDH 的影响：抗生素中羧苄青霉素、硫酸链霉素、硫酸庆大霉素这三类药物对 LDH 呈正干扰影响。贝特类和他汀类降脂药物可导致维持性透析患者横纹肌溶解，在慢性肾衰竭患者中表现以四肢肌肉酸痛为主，导致

血清 LDH 升高。

（6）红细胞的 LDH 含量相当于正常人血清的 100 倍，因此标本溶血时 LDH 的检测结果均有不同程度的升高。

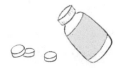

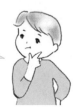

原来乳酸脱氢酶可以提示这么多病理状态，影响因素也很多，这下我明白了！

策划、审校：张国军

文字、配图：刘紫薇　刘竞争　赵　晖

二十一、肌酸激酶及其同工酶

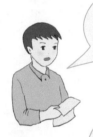

晖姐，我刚拿到的体检报告显示肌酸激酶升高，可我很健康呀！我体检前一天还骑了一小时的动感单车，跑步一小时呢！

剧烈运动引起的肌肉疲劳甚至肌肉损伤，可以出现肌酸激酶增高的现象，今天我们就为大家介绍一下肌酸激酶！

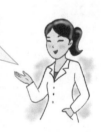

1. 什么是肌酸激酶？

肌酸激酶（creatine kinase，CK）能催化高能磷酸键，使肌酸和 ATP 生成磷酸肌酸和 ADP。磷酸肌酸的高能磷酸键是肌肉收缩所需能量的主要来源。

CK 主要分布在脑组织和各种肌肉组织中，CK 为二聚体结构，由 M 和 B 两个亚基构成，可组成三种同工酶，即 CK-MM、CK-MB 和 CK-BB。CK-MM 主要存在于骨骼肌中，平滑肌以 CK-BB 含量相对较高。CK-BB 在脑中的含量明显高于其他组织，心肌是 CK-MB 含量丰富的唯一器官。当这些组织器官受损伤时，血清中 CK 含量增高。

2. 肌酸激酶及其同工酶升高的病理意义有哪些？

（1）CK 及其同工酶主要用于心肌梗死的诊断。心肌梗死发生后 4 ～ 8 小时，CK 开始升高，12 ～ 48 小时达到最高峰并在 2 ～ 4 天降至正常水平。CK 是用于心肌梗死早期诊断的一项较好的 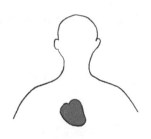 指标，同时对估计病情和判断预后也有一定的参考价值。

（2）急性心肌梗死的患者在溶栓治疗后出现的再灌注可引起血清 CK、CK-MB 活性水平升高，导致血清 CK、CK-MB 活性水平峰值时间提前。因此血清 CK 活性水平有助于判断溶栓后的再灌注情况。

（3）在糖尿病合并急性并发症时，血浆渗透压改变导致骨骼肌细胞内外渗透压不平衡所引起的细胞损伤等均可引起 CK 的中重度升高。在未合并急性并发症时，引起的 CK 升高为轻度，CK 增高以糖尿病肾病患者最多见。

（4）CK 和 CK-MB 增高还与甲状腺功能相关。甲状腺功能减退患者，CK 和 CK-MB 升高；然而，甲状腺功能亢进（甲亢）患者的血清 CK 和

CK-MB 常处于较低水平。

3. 影响肌酸激酶的生理因素有哪些？

（1）新生儿由于骨骼肌受到损伤和短暂的缺氧可以引起 CK 的释放，所以 CK 水平为成年人的 2 ～ 3 倍，出生 7 个月后可以降到成年人水平。而老年人由于肌肉容量的减少，CK 水平低于成人。

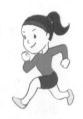

（2）对于健康人群来说，男性 CK 水平明显高于女性，主要是因为男性肌肉组织的质量和代谢要高于女性。

（3）运动也是最常见的导致血清 CK-MB 波动的主要因素。例如，剧烈运动后可以使细胞膜的通透性发生改变，CK 通过细胞膜进入血液中，引起血清中 CK 增高。

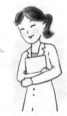

所以在检测肌酸激酶之前，避免剧烈运动，以免影响该指标！

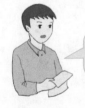

原来是这样啊！

策划、审校：张国军

文字、配图：刘紫薇　刘竞争　赵　晖

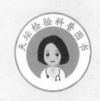

第3章　"晖说晖解"之肿瘤标志物检验

肿瘤标志物是指肿瘤细胞在人体生长、繁殖的过程中产生和分泌的一些物质。目前，临床上已经将肿瘤标志物作为一个比较常规的检测项目。常见的肿瘤标志物有血清癌胚抗原、甲胎蛋白、前列腺特异性抗原等，它们对于肿瘤的早期发现和筛查都非常重要，在肿瘤患者手术化疗、放疗后监测疗效、判断预后中也可发挥重要作用，而对于一些高危人群，特定的肿瘤标志物在定期体检的时候是可用于人群筛查的一类检验项目。

一、肿瘤标志物检验科普概述

随着我国人口老龄化的不断加剧，我国恶性肿瘤发病率呈现逐渐上升趋势，提高肿瘤的早期诊断对于患者的治疗和预后尤为重要。在各种针对肿瘤的检查方法中，检测肿瘤标志物是一种简单易行的方法。那什么是肿瘤标志物呢？肿瘤标志物是由肿瘤细胞产生，或肿瘤刺激机体而产生的一类物质，能够反映肿瘤的发生、发展，并监测肿瘤对治疗的反应。检测人体组织、血液、体液及排泄物等各类样本中肿瘤标志物的含量，可帮助医生诊断肿瘤。

除了对怀疑患有肿瘤疾病的人群进行检查外，现在常规的体检一般也包含肿瘤标志物的检测。当检测结果偏高时，常会引起体检者的担忧，在医院门诊经常会见到有人因肿瘤标志物结果超出参考范围来咨询医生，并寻求进一步的检查。除了恶性肿瘤外，相关的良性疾病、药物、生理因素、生活习惯等都有可能导致肿瘤标志物结果偏高。下面的科普内容就为大家介绍一些常用的肿瘤标志物结果增高的原因，当您了解了这些内容，再遇到异常的结果，就可以正确解读啦！

二、甲胎蛋白

听说肝癌和遗传有关系，同事的爷爷得了肝癌，同事和他爸爸又患有乙肝，有没有什么方法能通过抽血化验来筛查肝癌呢？

有的，甲胎蛋白是我们体检时常用的一个肿瘤标志物，对于肝癌高危人群，推荐定期检测甲胎蛋白和做腹部超声来进行筛查。今天我们请北京天坛医院实验诊断中心的马瑞敏博士为我们详细介绍一下甲胎蛋白！

1. 什么是甲胎蛋白?

甲胎蛋白（alpha fetoprotein，AFP）是在胎儿早期主要由肝合成的一种血清糖蛋白，在胎儿成长期浓度最高，出生后降低。当肝细胞或生殖腺胚胎组织发生恶变时，相关基因被重新激活，细胞又开始重新合成 AFP，导致血液

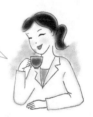

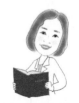

北京天坛医院实验诊断中心　马瑞敏博士

或体液中 AFP 含量明显增高。

2. AFP 升高见于哪些疾病？

（1）AFP 升高常见于原发性肝癌，而对于原发性肝癌的早期诊断来说，AFP 是最为敏感和特异的肿瘤标志物。但 AFP 不增高也不能排除原发性肝癌，因为约有 10% 的原发性肝癌患者血清 AFP 并不增高。

（2）AFP 可用于对高危人群进行肝细胞癌的筛查，尤其是乙型肝炎或丙型肝炎肝硬化患者，可以每 6 个月随访 AFP 水平和腹部超声。

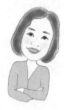

（3）除了肝癌外，在一些生殖腺胚胎性肿瘤（睾丸癌、卵巢癌、畸胎瘤等）及胃癌、胰腺癌、胆管癌、肺癌等，也可出现 AFP 升高，但阳性率相对较低，约 20%，增高的水平也相对较少，一般＜ 300μg/L。

3. 除了癌症，还有哪些情况会出现 AFP 升高呢？

AFP 升高一定是癌症吗？不是的！在肝脏的一些良性疾病，如病毒性肝炎、肝硬化，血清 AFP 也有不同程度的升高，但升高幅度一般＜ 300μg/L，而且随着疾病进展，AFP 也相应升高或降低。

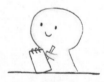

拿小本本记下来

对于孕妇来说，当胎儿患低氧血症、宫内死亡、遗传缺陷、先天性神经管畸形、无脑畸形和脊柱裂等疾病时，孕妇血清 AFP 异常增高。若胎儿有先天性肾病综合征、先天性食管及十二指肠闭锁、性染色体异常、脑积水、法洛四联症等时，孕妇羊水 AFP 亦明显升高。

4. 引起 AFP 升高的生理因素及其他因素有哪些?

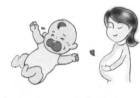

（1）在一些生理情况下，AFP 水平也会增高，如女性妊娠第 10 周，AFP 开始增高，在分娩后迅速下降。胎儿刚出生后，AFP 也表现为较高水平，约在 10 个月后逐渐降低至接近参考范围。

（2）AFP 高浓度的样本会由于钩状效应使检测结果降低，甚至低到参考范围内。

（3）对于有溶血或脂血的标本，AFP 的检测结果会增高。

因此，AFP 升高时先不要惊慌，结合病史、影像学检查等了解 AFP 偏高的原因，必要时及时治疗。

策划、审校：张国军
文字、配图：马瑞敏　赵　晖

三、癌胚抗原

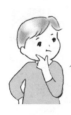

癌胚抗原这个肿瘤标志物，名称中带有"癌"字，听着就很吓人，它升高了是不是肯定就是癌症啊？

小天，癌胚抗原之所以叫这个名称，是因为它最早是在结肠癌的提取物中发现的，但并不是癌胚抗原升高就是得了癌症，而正常就没得癌症。我们请马瑞敏博士来讲讲吧！

1. 什么是癌胚抗原？

癌胚抗原（carcinoembryonic antigen，CEA）是由胎儿胃肠道上皮组织、胰和肝细胞所合成的一种富含多糖的蛋白，最初从结肠癌组织中提取得到。胎儿早期的消化管及某些组织均具有合成癌胚抗原的能力，出生后血中

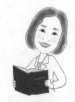

北京天坛医院实验诊断中心　马瑞敏博士

含量极低。

2. 临床哪些情况可见癌胚抗原升高？

（1）血清癌胚抗原升高可见于多种恶性肿瘤，如结肠癌、胃癌、胰腺癌、肝癌、

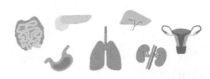

肺癌、乳腺癌、肾癌、卵巢癌、宫颈癌等，因此，癌胚抗原是一个广谱的肿瘤标志物。

一般血清癌胚抗原高于参考区间上限 4 倍时，恶性肿瘤的可能性大；如果超过 8 倍以上，则高度怀疑恶性肿瘤。

（2）恶性肿瘤术后复发时，癌胚抗原敏感度较高，可先于临床症状、病理检查及 X 线检查而升高，因此可用来监测肿瘤治疗效果及预测复发。

（3）对于手术完全切除的患者，一般术后 6 周癌胚抗原可恢复正常；术后有残留或微转移者，可见癌胚抗原下降但不能恢复至正常；肿瘤无法切除者，癌胚抗原可持续上升。

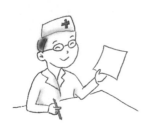

（4）除了检测血清标本，肿瘤患者的胃液、唾液、胸腔积液、腹水等体液中癌胚抗原也可增高，有时可先于血清癌胚抗原而升高，也是一种有效的监测方法。

3. 哪些良性疾病可引起癌胚抗原升高?

（1）消化道良性疾病（如溃疡性结肠炎、胰腺炎、肝病）和癌前病变可引起癌胚抗原升高。

（2）重症感染、肝肾功能异常、肺部疾病（如肺气肿、支气管炎、肺炎）、幽门螺杆菌感染等可见癌胚抗原轻度增高，一般不超过参考区间上限的 4 倍。

4. 引起癌胚抗原升高的生理因素及其他影响因素有哪些?

（1）血清癌胚抗原浓度会随着年龄增长而增高。

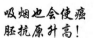

吸烟也会使癌胚抗原升高!

（2）长期吸烟的人，血清癌胚抗原也可增高。

（3）临床常用的降糖药物二甲双胍可降低血清癌胚抗原水平。

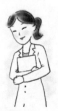

所以，在进行肿瘤的辅助诊断时，要排除非肿瘤疾病及其他生理或生活方式等因素的影响，才能正确解读化验单上的肿瘤标志物结果!

策划、审校：张国军

文字、配图：马瑞敏　赵　晖

四、神经元特异性烯醇化酶

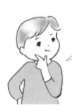

肿瘤标志物中有一个指标——神经元特异性烯醇化酶，体检发现很多健康人这个项目会出现结果轻度增高，寻找原因后发现是标本溶血导致的。这是怎么回事？这个项目和什么疾病有关系？

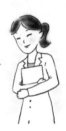

让我们一起来了解一下吧！

1. 什么是神经元特异性烯醇化酶？

神经元特异性烯醇化酶（neuron specific enolase，NSE）是参与糖酵解途径的烯醇化酶中的一种，存在于神经元及神经内分泌组织中。对于恶性肿瘤而言，NSE 主要在神经元及神经内分泌细胞来源的肿瘤患者血清中高表达，最常见的是小细胞肺癌及神经母细胞瘤。

2. NSE 升高和哪些恶性肿瘤相关?

（1）65% 以上的小细胞肺癌患者血清 NSE 水平增高，而大多数非小细胞肺癌患者 NSE 水平并无明显增高，故可作为两者的鉴别诊断。因此，目前已公认 NSE 是小细胞肺癌特异性和灵敏性较好的肿瘤标志物。

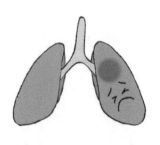

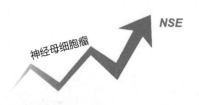

（2）除了肺癌，血清 NSE 在神经母细胞瘤患者中可明显增高，且升高幅度和肿瘤分期相关，因此在病情监测、疗效评价和预测复发方面，血清 NSE 测定也有重要价值。

（3）其他神经内分泌肿瘤，如嗜铬细胞瘤、胰岛细胞瘤、甲状腺髓样癌、黑色素瘤等患者，以及肾癌、乳腺癌、淋巴瘤、白血病、精原细胞瘤等恶性肿瘤患者，血清 NSE 水平也可见升高。

3. 哪些良性疾病能引起 NSE 升高?

NSE 水平改变同良性肺部疾病和神经系统疾病关系密切，在脑膜炎、弥漫性脑炎、脑缺血、脑梗死、颅内出血等患者，均可见到血清 NSE 水平增高。约 50% 孕育神经管缺陷胎儿的孕妇，血清 NSE 水平也可增高，在进行疾病诊断时应注意鉴别。

4. 影响 NSE 结果的标本因素有哪些?

（1）红细胞中也存在 NSE，标本溶血时红细胞破裂释放 NSE，可使测定结果假性升高，因此采血时应特别注意避免溶血。

（2）若用血浆标本进行检测，应进行高速离心，使血浆中不含血小板，否则血小板也可释放 NSE 而使检测结果增高！

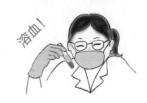

策划、审校：张国军

文字、配图：马瑞敏　赵　晖

五、前列腺特异性抗原

隔壁孙大爷去医院做健康体检，有一项肿瘤标志物——前列腺特异性抗原结果偏高！本来高高兴兴地去做个体检，结果查出一项"不正常"来，还和肿瘤有关，孙大爷愁眉不展……

前列腺特异性抗原是男性肿瘤标志物检测中的一个指标，它的升高不仅和肿瘤相关，也有其他方面的影响因素。我们请北京天坛医院实验诊断中心的马瑞敏博士来给我们讲讲吧！

1. 什么是前列腺特异性抗原？

前列腺特异性抗原（prostate specific antigen，PSA）是男性前列腺癌最有效的肿瘤标志物。由于它具有较好的敏感性和特异性，也成为为数不多的被推荐可在无症状人群中筛查肿瘤的项目之一。

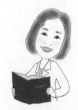

北京天坛医院实验诊断中心　马瑞敏博士

PSA 是一种由前列腺上皮细胞合成和分泌的糖蛋白，存在于前列腺组织和精液中，正常人血清中含量很少。血清中大部分 PSA 与 α_1- 抗糜蛋白酶

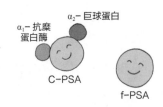

和 α_2- 巨球蛋白形成稳定的复合物，称为复合 PSA（C-PSA），少部分 PSA 以未结合状态存在，称为游离 PSA（f-PSA），血清 c-PSA 和 f-PSA 之和为总 PSA（t-PSA）。

2. 前列腺特异性抗原升高见于哪些疾病？

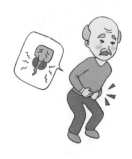

当前列腺组织结构被破坏，如前列腺癌、前列腺增生、急性前列腺炎、前列腺活检等，PSA 可自由弥散进入血液中，导致血清 PSA 浓度增高。一般来说，前列腺癌患者血清 PSA 增高程度较高，良性前列腺增生或急性前列腺炎患者 PSA 增高幅度较小，一般在 $4 \sim 10\mu g/L$。但也有约 5% 的前列腺癌患者，血清 PSA 水平不增高。

血清 PSA 测定和直肠指检相结合可用于筛查前列腺癌，明显比单独进行其中一项更能筛查出前列腺癌患者。美国癌症协会和泌

血清 PSA

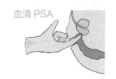

尿科协会推荐 50 岁以上无症状男性应每年进行一次血清 PSA 检测和直肠指检，若有异常应进一步做经直肠超声检查或前列腺活检。

有研究报道肾衰竭和肝衰竭的患者 PSA 水平可能增加，急性尿潴留可引起 PSA 突然升高，研究报道 PSA 水平在发生急性尿潴留时可比缓解后高 6 倍。

❸ 如何解读 f-PSA/t-PSA 比值结果？

在判断是否患前列腺癌时，同时测定 f-PSA 和 t-PSA 效果更好。当 t-PSA 在 4～10μg/L 时，f-PSA/t-PSA 比值＜0.10，提示前列腺癌的可能性更大；若比值＞0.25，则更可能为良性前列腺增生。

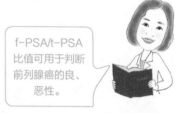

f-PSA/t-PSA 比值可用于判断前列腺癌的良、恶性。

❹ 还有哪些因素能引起前列腺特异性抗原升高？

（1）值得注意的是，血清 PSA 水平也会随年龄增长而增高，因此老年男性血清 PSA 水平相对会比年轻人更高。

（2）而前列腺按摩、前列腺活检、直肠指检、留置导尿管、膀胱镜操作，甚至长时间骑自行车都会导致血清 PSA 水平升高，在检测血清前应避免以上操作，防止检测结果受到影响。

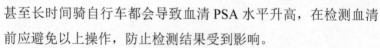

（3）一些药物会引起 PSA 检测结果降低，如非那雄胺、阿司匹林、生物素、氟硝丁酰胺等；接受抗雄激素和黄体生成素释放激素激动剂和拮抗剂治疗的前列腺癌患者，c-PSA 可降低。

（4）此外，标本采集管使用不正确、反复冻融、检测前保存时间过长等都会引起 PSA 结果的不准确。

原来前列腺特异性抗原检测还有这么多影响因素呢，升高并不一定是得了肿瘤，我赶紧告诉孙大爷去！

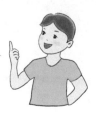

策划、审校：张国军

文字、配图：马瑞敏　赵　晖

六、糖类抗原 19-9

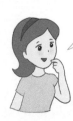

我叔叔前段时间得了胰腺炎，糖类抗原 19-9 为什么也增高啊？这个不是肿瘤的标志物吗？

糖类抗原 19-9 在胰腺癌、胃癌等消化系统恶性肿瘤会升高，但在相关的良性疾病，如患胰腺炎、肝硬化等疾病时也会增高！

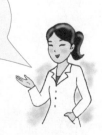

1. 什么是糖类抗原 19-9？

糖类抗原 19-9（carbohydrate antigen19-9，CA19-9）于 1979 年被发现，是一种单唾液酸神经节苷脂。胚胎期分布于胎儿的胰腺、肝、胆囊和肠等组织，在成人的胰、胆管等部位也有少量存在。

2. 糖类抗原 19-9 升高和哪些恶性肿瘤有关系？

CA19-9 是消化系统恶性肿瘤的标志物，在胰腺癌、胃癌、肝癌、胆管癌、结肠癌等患者血清中均可明显增高，其中阳性率以胰腺癌最高，经内镜采集胰液测定 CA19-9，可明显提高胰腺癌的检出率。除消化系统外，在肺癌、乳腺癌、卵巢癌等患者血清中也可出现不同程度的增高。

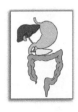
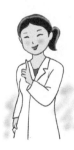

CA19-9 对胰腺癌诊断灵敏度和特异度达 90%。

除了用于辅助诊断，CA19-9 还可用于治疗监测。未治疗的恶性肿瘤患者血清 CA19-9 浓度呈逐渐增高趋势；在完全手术切除后 2 ～ 4 周，血清 CA19-9 应下降到参考范围之内。

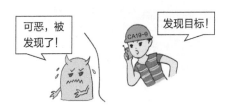

可恶，被发现了！

发现目标！

3. 引起糖类抗原 19-9 升高的良性疾病有哪些？

在消化系统的良性疾病（如胰腺炎、胆汁淤积型胆管炎、

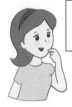

原来消化系统良性疾病也可出现 CA19-9 的升高！

胆石症、慢性活动性肝炎、肝硬化等）血清 CA19-9 可出现不同程度的增高，风湿病患者、2 型糖尿病患者也可出现 CA19-9 水平增高，在诊断疾病时应加以鉴别。

4. 引起糖类抗原 19-9 升高的生理因素有哪些？

女性血清 CA19-9 水平可比男性稍高，老年人 CA19-9 可升高，妇女月经期及妊娠期 CA19-9 可升高，因此当其水平增高时也要排除这类因素的影响。

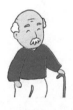
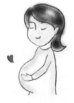

5. 影响 CA19-9 检测结果的其他因素有哪些？

服用奥硝唑片、阿昔洛韦等药物可影响 CA19-9 的检测结果；

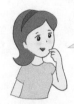

原来除了肿瘤之外，还有这么多因素可以使 CA19-9 升高，这下我明白啦！

如果有类风湿因子等内源性抗体存在，也可影响 CA19-9 检测结果。

策划、审校：张国军

文字、配图：马瑞敏　赵　晖

七、糖类抗原 125

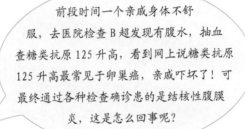

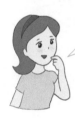

前段时间一个亲戚身体不舒服，去医院检查 B 超发现有腹水，抽血查糖类抗原 125 升高，看到网上说糖类抗原 125 升高最常见于卵巢癌，亲戚吓坏了！可最终通过各种检查确诊患的是结核性腹膜炎，这是怎么回事呢？

我们一起来了解一下糖类抗原 125 吧！

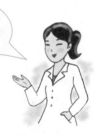

1. **什么是糖类抗原 125？**

糖类抗原 125（carbohydrate antigen 125，CA125）是一种来自于体腔上皮细胞并可表达于正常组织的糖蛋白，主要存在于女性生殖道上皮细胞表面，是一个常用的肿瘤标志物。

2. 糖类抗原 125 升高常见于哪些恶性肿瘤?

（1）对于恶性肿瘤而言，CA125 增高最常见于女性卵巢癌，其水平升高可达参考范围上限 100 倍以上。在疾病早期，部分患者 CA125 水平变化不明显，因此不推荐使用该指标进行卵巢癌筛查。

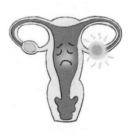

但随着疾病进展，CA125 水平可逐渐增高，治疗后若肿瘤复发，其水平也会升高，因此常用来进行治疗监测及预后判断。

（2）CA125 也是子宫内膜癌的首选标志物，此外在子宫颈腺癌、输卵管癌、乳腺癌、胰腺癌、肝转移癌、胆管癌、结肠癌、胃癌、肺癌等肿瘤，部分患者的 CA125 也会有不同程度的增高。

3. 引起 CA125 升高的良性疾病有哪些?

除了恶性肿瘤外，CA125 在一些良性疾病也会增高，如子宫内膜异位症、急性胰腺炎、胆结石、急慢性肝炎、肝硬化等，但增高幅度较小。另外需注意的是，若患者体内存在良性或恶性胸腔积液、腹水，CA125 均可出现不同程度的增高。

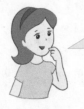

原来良性疾病及胸腔积液、腹水也可使 CA125 出现小幅度增高!

4. 引起 CA125 升高的生理因素有哪些?

（1）随年龄增长，CA125 水平轻度下降。

（2）妊娠女性 CA125 会增高，非妊娠女性在月经期，CA125 可偶尔轻度增高。

（3）绝经前女性 CA125 水平高于绝经后女性。

5. 影响 CA125 检测结果的其他因素有哪些?

（1）生物素对 CA125 测定有干扰作用，接受高剂量生物素治疗的患者，必须在末次生物素治疗后至少 8 小时采集样本。

（2）使用利尿剂会引起 CA125 水平的升高。

需要注意的是，就大多数肿瘤标志物而言，因为其灵敏性、特异性不够，即肿瘤标志物升高也不一定就是恶性肿瘤导致，不升高也不能排除恶性肿瘤，还需要结合影像学、内镜检查及病理结果进行综合诊断。

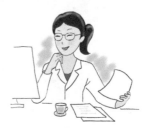

策划、审校：张国军

文字、配图：马瑞敏　赵　晖

八、糖类抗原 72-4

> 单位体检时，我的一项肿瘤标志物 CA72-4 结果高出了正常范围，过了两周又去医院复查，结果又正常了，可是我也没有做任何治疗啊，这是怎么回事呢？

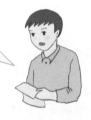

1. 什么是糖类抗原 72-4？

糖类抗原 72-4（carbohydrate antigen 72-4，CA72-4）是一种高分子黏蛋白，其主要是胃肠道肿瘤和卵巢癌的标志物。有 40%～46% 的胃癌患者、20%～41% 的结肠癌患者、47%～80% 的卵巢癌患者 CA72-4 水平可升高，肿瘤完全切除后 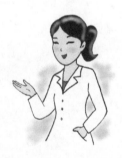 CA72-4 水平可降至参考范围之内，如长期监测中发现 CA72-4 处于较高水平或进一步升高，提示肿瘤残留或复发。

2. CA72-4 升高见于哪些疾病?

除了胃癌、结肠癌、卵巢癌时 CA72-4 增高,在其他恶性肿瘤,CA72-4 水平也可升高,如食管癌、胰腺癌、胆管癌、乳腺癌、宫颈癌等,增高的程度可与肿瘤类型、分级、分期等相关。

需要了解的是,CA72-4 作为检测胃肠道肿瘤、卵巢癌等恶性肿瘤的标志物,其特异性较低。在临床上我们经常看到,很多肿瘤外因素均可引起 CA72-4 升高。多种良性疾病患者的 CA72-4 水平可升高,常见于良性胃肠道疾病、肝硬化、胰腺炎、肺病、糖尿病、风湿性疾病、痛风、卵巢囊肿、乳腺疾病等,也有报道幽门螺杆菌感染可引起 CA72-4 异常升高。

3. 干扰 CA72-4 检测结果的因素有哪些?

(1)刺激性饮食、吸烟、饮酒等也可导致 CA72-4 水平升高。

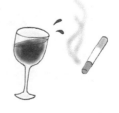

(2)服用某些药物,如奥美拉唑、秋水仙碱、糖皮质激素、非甾体抗炎药等,也可引起 CA72-4 水平升高。

(3)有报道指出,食用灵芝孢子粉、野生榛蘑可引起 CA72-4 结果升高。

由于影响 CA72-4 的因素较多,在临床工作中经常能看到有些患者检测结果轻度升高。遇到这种情况,在排除肿瘤和良性疾病的基础上,应避免能引起结果增高的生活方式和其他因素,过一段时间再复查，有些患者检测结果就可回到参考范围之内了！了解到这一点，有助于减轻患者的心理负担，避免一些不必要的检查。

原来 CA72-4 的结果需要排除很多因素的影响，谢谢您解开了我的疑惑！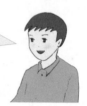

策划、审校：张国军

文字、配图：马瑞敏　赵　晖

九、糖类抗原 15-3

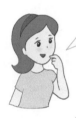

晖姐，最近我们单位有同事发现患了乳腺癌，有哪种肿瘤标志物可以查出乳腺癌呢？

糖类抗原 15-3 是主要针对乳腺癌的一种肿瘤标志物，但它不能用于早期筛查，可以用于监测肿瘤复发和转移，乳腺癌的筛查可以采用其他方法，下面我们请北京天坛医院马瑞敏博士来讲讲吧。

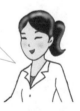

1. 什么是糖类抗原 15-3？

糖类抗原 15-3（carbohydrate antigen 15-3，CA15-3）是一种高分子糖蛋白，由具有分泌功能的上皮细胞分泌，因此在乳腺癌、卵巢癌、肺癌等腺上皮来源的恶性肿瘤表达水平较高，尤其在乳腺癌中更为明显，是最常用的乳腺

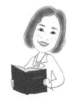

北京天坛医院实验诊断
中心　马瑞敏博士

肿瘤标志物之一。

2. 糖类抗原 15-3 升高的临床意义是什么?

乳腺癌患者血清 CA15-3 表现为不同程度的升高,其升高的水平与乳腺癌体积的大小、分期、是否转移等相关。乳腺癌体积大、分期高、出现转移时,CA15-3 水平升高更明显。

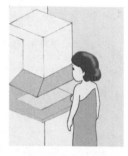

由于对早期乳腺癌诊断的灵敏度较低,CA15-3 不推荐用于人群筛查,但在监测肿瘤复发和转移中有一定价值,常被推荐与 CEA 进行联合检测。对于乳腺癌的早期筛查,推荐通过乳腺钼靶检查来判断。

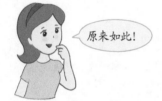

原来如此!

在其他肿瘤,如胰腺癌、肺癌、卵巢癌、宫颈癌、胃癌、结直肠癌及肝癌时,血清 CA15-3 可升高。

3. 除了恶性肿瘤,还有哪些疾病可引起 CA15-3 升高?

(1)乳房的良性疾病也可见 CA15-3 不同程度的升高。

(2)部分依赖透析的肾功能不全、HIV 感染、肝炎、胰腺疾病、风湿病和结核病、巨幼细胞贫血、系统性硬化症、支气管疾病感染、肺部疾病、卵巢疾病、淋巴瘤等疾病患者,血清 CA15-3 可能升高,其中肝肾疾病是引起 CA15-3 升高的主要因素。巨幼细胞贫血患者可能是由于凋亡的骨髓巨幼细胞释放引起 CA15-3

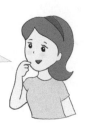

水平升高，其引起的升高幅度最大，可达正常值的 10 倍。

4. **影响糖类抗原 15-3 检测的因素有哪些?**

（1）在妊娠中后期，部分孕妇也表现为血清 CA15-3 升高，因此要加以鉴别。

（2）生物素是 B 族维生素之一，又称维生素 B_7，大剂量服用生物素可能造成 CA15-3 检测结果的假性降低，甚至出现假阴性。

（3）人体内如存在一些内源性抗体，如类风湿因子，可干扰检测，使结果假性升高。

（4）值得注意的是，CA15-3 对蛋白酶和神经酰胺酶较敏感，在检测标本时应避免微生物导致的污染，否则会影响测定结果，出现假阴性。

> 听了您的讲解，我终于明白糖类抗原 15-3 和肿瘤的关系啦!

策划、审校：张国军

文字、配图：马瑞敏 赵 晖

十、人附睾蛋白 4

在临床工作中，糖类抗原 125 可作为辅助诊断卵巢癌的肿瘤标志物。但由于糖类抗原 125 对早期卵巢癌不敏感，等发现它升高时，很多患者已经进展到癌症晚期。那么有没有一种更好的肿瘤标志物可以用于卵巢癌的辅助诊断和监测呢？下面就为大家介绍一种新型肿瘤标志物——人附睾蛋白 4。

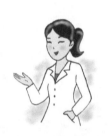

1. 什么是人附睾蛋白 4？

人附睾蛋白 4（human epididymis protein 4，HE4）是最初发现于男性附睾上皮组织的一种分泌型糖蛋白，与精子成熟密切相关。后来发现其在正常卵巢、上呼吸道和胰腺中也有低表达，在女性卵巢癌呈高表达，且具有较高的敏感性及特异性，因此成为卵巢癌辅助诊断的肿瘤标志物。

2. 哪些肿瘤可出现 HE4 升高？

（1）HE4 在浆液性卵巢癌和子宫内膜样卵巢癌中升高最为明显，增高的水平与卵巢癌病例组织分型相关，可用于疗效监测和预

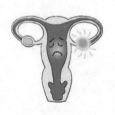

后判断。

（2）除卵巢癌外，HE4 升高还可见于子宫内膜癌、乳腺癌、肺癌、胃肠肿瘤、膀胱癌等，但升高幅度一般低于卵巢癌，在诊断疾病时应加以鉴别。

3. 除肿瘤外，还有哪些疾病可引起 HE4 升高?

（1）在临床工作中有时会遇到患者血清 HE4 水平异常升高的现象，比较常见的是合并肾功能损伤的妇科疾病患者。

（2）慢性心力衰竭、囊性纤维化、糖尿病等都可引起 HE4 检测结果升高。

（3）在某些非妇科疾病（主要为肺部疾病），偶见 HE4 升高。

4. 引起 HE4 升高的其他影响因素有哪些?

（1）HE4 水平与年龄相关，在健康女性，HE4 随年龄增长逐渐增高。

（2）绝经与否也是影响 HE4 的因素，女性绝经后 HE4 明显高于绝经前，这一点在诊断疾病时也应加以注意。

（3）吸烟也可引起 HE4 检测结果升高。

5. 与糖类抗原 125 相比，人附睾分泌蛋白 4 有什么优点?

相对于卵巢癌的另外一种标志物——糖类抗原 125（CA125），HE4 对于早期卵巢癌有更好的敏感性，当早期卵巢癌患者 CA125 还尚未升高时，HE4 可表达升高。而随着治疗有效或肿瘤复发等病情变化，HE4 也比 CA125 变化幅度更大，更能及时反映患者情况。在临床上，一般联合使用 HE4 和 CA125，用于卵巢癌患者的辅助诊断、疗效监测及预后判断。

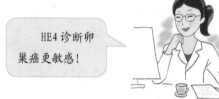

HE4 诊断卵巢癌更敏感！

策划、审校：张国军

文字、配图：马瑞敏　赵　晖

十一、人绒毛膜促性腺激素

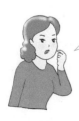

人绒毛膜促性腺激素不是用来检测有没有怀孕的吗？为什么我去医院体检，在肿瘤标志物里有这个项目呢？

没错，人绒毛膜促性腺激素是用于早孕诊断的一个指标，但它也是肿瘤标志物的一种，下面我们就一起来了解一下吧！

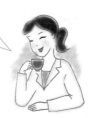

1. **什么是人绒毛膜促性腺激素？**

人绒毛膜促性腺激素（human chorionic gonadotropin，hCG）一般是妇产科常用的检测项目，它是胎盘合体滋养层细胞产生的一种糖蛋白激素，主要作用是维持妊娠，促进胚胎发育，因此也是诊断早期妊娠的最常用方法。在医院采集血液检测，

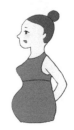

或药店出售的早孕试纸条，一般都是通过检测 hCG 来诊断早孕的。

2. 除了诊断早孕，hCG 还有哪些临床意义？

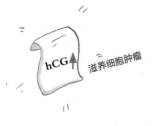

（1）除了作为诊断早孕的指标，hCG 还有另外一种"身份"，它也是一种肿瘤标志物。在女性滋养细胞肿瘤如葡萄胎、恶性葡萄胎、绒毛膜上皮癌等患者的血液和尿液中，hCG 可显著升高，因此，女性非妊娠期出现 hCG 升高，应考虑是否存在滋养细胞肿瘤。而在男性，精原细胞瘤、睾丸畸胎瘤等肿瘤患者的 hCG 也会增高。

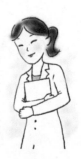

（2）颅内生殖细胞瘤起源于胚胎时期残留于脑内的原始生殖细胞，这种肿瘤多见于青少年，该类患者血液和脑脊液中可见 hCG 升高，同时可能伴有甲胎蛋白的增高。对于这类肿瘤，应同时检测 hCG 和甲胎蛋白，以用于辅助诊断和治疗监测。

（3）在其他恶性肿瘤如乳腺癌、胃肠道肿瘤、肺癌、胰腺癌等，hCG 也可升高，但阳性率较低。

3. 引起 hCG 升高的其他疾病有哪些？

在良性疾病如卵巢囊肿、子宫内膜异位症、肝硬化等，hCG 也可见升高，在诊断疾病时应加以鉴别。另外，胎儿为唐氏综合征的孕妇也表现为血清 hCG 水平升高。

4. **影响 hCG 检测结果的因素有哪些?**

（1）影响 hCG 检测的常见内源性干扰物质有嗜异性抗体、类风湿因子、补体、人抗动物抗体等。

（2）高剂量生物素也会影响 hCG 的检测结果。

（3）标本溶血、凝集不全、受细菌污染等会引起结果假性升高。

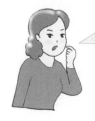

原来人绒毛膜促性腺激素具有"双重身份"，听完您的讲解长知识啦！

策划、审校：张国军

文字、配图：马瑞敏　赵　晖

第4章 "晖说晖解"之感染系列检验

感染性疾病是临床常见的威胁人们健康的疾病，常用的实验室检测指标有降钙素原、C反应蛋白、乙肝五项、丙肝、梅毒和艾滋病等传染性疾病的检测项目。

一、感染系列检验科普概述

乙肝五项、丙肝及梅毒螺旋体抗体检查是我们去医院看病时经常做的检查，如孕妇、手术前、输血前、有创检查前等都需要抽血检验，主要判断机体有没有被乙肝病毒、丙肝病毒及梅毒螺旋体等感染。

这些指标的阴性或者阳性具有不同的意义。例如，血清乙肝表面抗原（HBsAg）阳性表示乙肝病毒（HBV）感染，常见于急性肝炎、慢性肝炎或无症状携带者。但血清 HBsAg 阴性不能完全排除 HBV 感染，如隐匿性 HBV 感染者，这类患者因 HBsAg 抗原表位变异，造成 HBsAg 阴性。还有一些其他因素也会影响上述指标的检测结果，如个别患者血清中胆红素浓度过高就可使血清 HBsAg 结果出现假阳性。丙肝病毒抗体（HCVAb）阳性提示感染过丙肝病毒（HCV），也可见于一些生物性因素如自身抗体、异嗜性抗体等。梅毒非特异性抗体阳性结果只提示所测标本中有抗类脂抗体，不能作为患者感染梅毒螺旋体的绝对证据，应进一步做确认试验。

另外，临床常用的炎症指标还有降钙素原（PCT）及 C 反应蛋白（CRP）等，它们对感染性疾病的诊断意义是什么？还有哪些影响因素呢？

这一章将带我们了解这些感染系列检查项目的意义及影响其检测的因素，从而帮助我们正确解读检验报告单上的结果！

二、乙型肝炎表面抗原

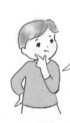

到医院做阑尾炎手术，医生让我先做乙肝血清标志物检查。晖姐，这个乙肝血清标志物检查真的有那么重要吗？

小天，这个问题可能也是很多人困惑的，我今天就来给大家讲讲乙肝血清标志物检查中一个比较重要的项目——乙型肝炎表面抗原！

1. 什么是乙型肝炎表面抗原？

我们都知道，乙肝病毒（hepatitis B virus，HBV）是乙型病毒性肝炎的病原体，检测 HBV 标志物是临床最常用的病原学诊断方法。乙型肝炎表面抗原（hepatitis B surface antigen，HBsAg）是乙型肝炎病毒

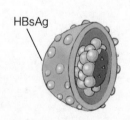

HBsAg

的外壳蛋白，是乙肝感染后首先出现的病毒标志物，可作为乙型肝炎早期诊断和筛查的指标。孕妇、手术前、输血前、有创检查前都要检查血清 HBsAg，以及时发现 HBV 感染。

2. 乙型肝炎表面抗原阳性的病理意义是什么？

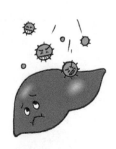

血清 HBsAg 阳性表示 HBV 感染，常见于急性肝炎、慢性肝炎或无症状携带者。急性肝炎恢复后，HBsAg 一般在 1 ～ 4 个月消失，持续 6 个月以上则认为转为慢性肝炎。无症状 HBsAg 携带者是肝功能正常的乙肝患者，虽然肝组织已有病变，但无临床症状。

3. 乙型肝炎表面抗原阴性的病理意义是什么？

HBsAg 阴性见于无 HBV 感染者，有时也见于隐匿性 HBV 感染者，后者因 HBsAg 抗原表位变异，造成 HBsAg 阴性，但是血液或肝组织中 HBV DNA 阳性，有传染性，可通过血液传染给他人。因此，血清 HBsAg 阴性不能完全排除 HBV 感染，需要结合乙型肝炎血清学的其他指标综合判断。

4. 影响乙型肝炎表面抗原检测的生理因素有哪些？

（1）年龄：据调查，30 ～ 39 岁乙型肝炎患者所占百分比最高。

（2）性别：男性多于女性，特别是

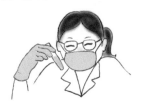

女性中具有 HLA-B8 和 HLA-B12 两种组织相容性抗原的人，其抗体产生的反应性增高。当感染了 HBV 后，可迅速产生大量的抗 HBs 抗体，从而清除血液中的 HBV。

5. 影响乙型肝炎表面抗原检测的药物因素有哪些？

（1）高效价的乙肝免疫球蛋白会与 HBsAg 形成复合物，影响 HBsAg 的检出。

（2）部分 HBsAg 阴性人群在接种乙肝疫苗后的 1 ～ 2 周，血清中可检测出 HBsAg 成分，形成一过性 HBsAg 阳性。

（3）采用生物素 - 亲和素标记系统的试验方法检测时，对于接受高剂量生物素（维生素 B_7）（> 5mg/d）治疗的患者，须在生物素治疗 8 小时后采集标本。

6. 影响乙型肝炎表面抗原检测的标本因素有哪些？

（1）个别病例胆红素浓度过高可使血清 HBsAg 结果出现假阳性。

（2）接受肝素治疗的患者，样本可能凝固不全，纤维蛋白存在可能会影响结果，因此应在肝素治疗前采集标本。

看来这个乙肝表面抗原检测真的很重要！影响因素也很多！

策划、审校：张国军　娄金丽

文字、配图：黄雁翔　赵　晖

三、乙型肝炎表面抗体

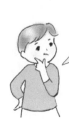

晖姐，我妈妈说我出生时打过乙肝疫苗，现在都过去 20 年了，还用再打一次吗？

小天，在回答你的问题之前，我先来给大家讲讲乙肝血清标志物检查中另一个重要项目——乙型肝炎表面抗体！

1. 什么是乙型肝炎表面抗体？

乙型肝炎表面抗体（hepatitis B surface antibody，HBsAb）是乙型肝炎病毒（hepatitis B virus，HBV）刺激机体产生的特异性抗体。

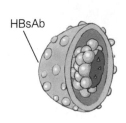

HBsAb

2. **乙型肝炎表面抗体阳性常见于哪些情况?**

HBsAb 阳 性 常 见 于
HBV 感染恢复期或接种乙
型肝炎疫苗后,其为保护
性抗体,阳性表示对 HBV

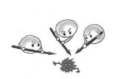
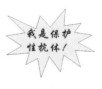

有免疫力,但是如伴有高效价 HBcAb(乙肝核心抗体)者,不
能排除肝脏有持续性 HBV 感染的可能。接种乙肝疫苗后,有抗
体应答的保护效果一般至少可持续 30 年。

3. **乙型肝炎表面抗体阴性常见于哪些情况?**

HBsAb 阴 性 常 见 于 未 曾 感 染
HBV 或未接种过乙肝疫苗的人群。
但是 HBsAb 阴性不能排除 HBV 感
染,HBsAb 是 HBV 感染后最晚出现
的特异性抗体。急性 HBV 感染 6 个

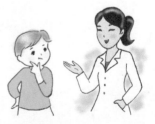

月后可检测到 HBsAb,慢性 HBV 感染者可能数年都不能检测
到 HBsAb。值得注意的是,慢性 HBV 感染者中有少量 HBsAg
和 HBsAb 共存现象。

4. **定量检测血清 HBsAb 对于评估乙肝疫苗接种效果有什
么指导意义?**

接种乙肝疫苗后血清 HBsAb > 10mIU/ml 的一般人群不需
要进行 HBsAb 监测或加强免疫,但对高危人群或免疫功能低下者

可进行 HBsAb 监测，如 HBsAb＜10mIU/
ml，可加强免疫，以维持机体处于有
效的免疫状态。

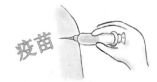

5. **乙型肝炎表面抗体在急、慢性乙型肝炎病例中的应用情况有哪些?**

急性乙型肝炎病例在血清 HBsAg 转阴，HBsAb 阳性数年后，肝组织中仍可检出很少量 HBV DNA。然而绝大多数这样的个例不再复发，可能残存的病毒使人体保存持久有效的细胞免疫。但慢性乙型肝炎病例，少数经干扰素治疗血清 HBsAg 转阴，HBsAb 阳性并不能持续稳定，仍有可能在患者免疫功能发生变化时，血清 HBsAg 逆转阳性，HBsAb 阴性。

6. **影响 HBsAb 测定的因素有哪些?**

（1）采用生物素 - 亲和素标记系统的实验方法检测时，对于接受高剂量生物素（＞5mg/d）治疗的患者，必须在末次生物素治疗 8 小时后采集标本。

（2）接受肝素治疗的患者，其标本可能凝固不完全，标本中纤维蛋白的存在可能会影响检测结果，为避免这种情况，应在肝素治疗前采集标本。

（3）当标本溶血，Hb ≥ 10g/L 或 RBC 达到一定量（≥ 0.125×10^{12}/L）时，对 ELISA 检测乙肝血清标志物可造成假阳性。因此，当溶血程度和 RBC 浓度越高时，出现 HBsAb 假阳性的可能性就越大。

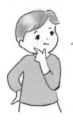

原来乙型肝炎表面抗体存在说明身体对乙肝病毒有免疫力，查完就知道需不需要再打乙肝疫苗了，我要赶紧告诉妈妈去！

策划、审校：张国军　娄金丽
文字、配图：黄雁翔　孙海青　赵　晖

四、乙型肝炎 e 抗原

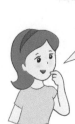

晖姐您好,我有个朋友怀孕了,在产检化验单上看到"e 抗原"检测,这个项目主要检测什么呢?医生告诉她是大三阳,有传染性吗?

今天就来给大家讲讲乙肝血清标志物检查中另一个重要项目——乙型肝炎 e 抗原!

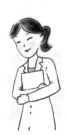

1. 什么是乙型肝炎 e 抗原?

乙型肝炎 e 抗原(hepatitis B e antigen, HBeAg)是乙肝病毒复制的标志,很少单独阳性,多存在于 HBsAg 阳性的标本中。

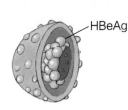

HBeAg

2. HBeAg 阳性的病理意义有哪些？

（1）HBeAg 阳性是病毒活跃复制的标志，伴随着 HBsAg 和 HBcAb 同时阳性，俗称"大三阳"，具有较强的传染性。

（2）急性乙型肝炎早期常有 HBeAg 的检出，乙型肝炎感染时间越短，HBeAg 阳性可能性越大，持续存在者预示趋向慢性肝炎。

（3）抗病毒治疗过程中，HBeAg 浓度降低或转阴表明治疗有效。

HBsAg（＋）
HBsAb（－）
HBeAg（＋）
HBeAb（－）
HBcAb（＋）

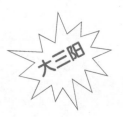

（4）HBeAg 阳性、HBV DNA 高水平母亲所生的新生儿更易发生母婴传播，需要早期检测、及时进行抗病毒治疗。新生儿出生后 18 个月内检测出 HBeAg 阳性可能来自母体，需要结合 HBsAg 及 HBV DNA 综合判断；婴儿出生 18 个月后检测 HBeAg 阳性可明确为婴儿 HBeAg 阳性。

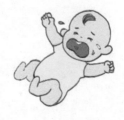

3. HBeAg 阴性主要见于哪些情况？

血清 HBeAg 阴性说明体内 HBV 含量少或没有 HBV 病毒，

主要见于健康人、慢性 HBV 感染者及乙肝恢复期。

4. 影响 HBeAg 检测时的因素有哪些?

（1）采用生物素 - 亲和素标记系统的实验方法检测时，对于接受高剂量生物素（> 5mg/d）治疗的患者，必须在末次生物素治疗 8 小时后采集标本。

（2）接受肝素治疗的患者，其标本可能凝固不完全，标本中纤维蛋白的存在可能会影响检测结果，为避免这种情况，应在肝素治疗前采集标本。

（3）血液标本溶血（Hb ≥ 10g/L 或 RBC ≥ 0.125×10^{12}/L）时对 ELISA 检测乙肝两对半结果可造成假阳性。并且，当溶血程度和 RBC 浓度越高时，出现 HBeAg 假阳性的可能性就越大。

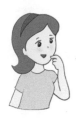

原来乙型肝炎 e 抗原阳性表示病毒复制活跃，"大三阳"传染性强，更容易传染胎儿! 我赶紧告诉朋友去!

策划、审校：张国军 娄金丽
文字、配图：黄雁翔 赵 晖

五、乙型肝炎 e 抗体

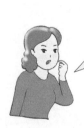

我听说同事小孙患了肝炎，医生告诉他是"小三阳"，什么是"小三阳"，有传染性吗？

这个问题可能也是很多人想知道的，我今天就来给大家讲讲乙肝血清标志物检查中另一个重要项目——乙型肝炎 e 抗体！

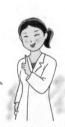

1. 什么是乙型肝炎 e 抗体？

乙肝病毒检测中有一项是乙型肝炎 e 抗体（hepatitis B e antibody, HBeAb），是机体受到 HBeAg 刺激产生的抗体，无保护作用。

2. 乙型肝炎 e 抗体阳性的病理意义有哪些？

（1）HBeAb 多出现于急性肝炎恢复期，也可出现在慢性乙型肝炎、肝硬化等患者中，并可长期存在，一般与 HBsAg 和 HBcAb 同时阳性，俗称"小三阳"。

（2）HBeAg 阳性的慢性乙型肝炎患者可出现自发性 HBeAg 血清学转换，也就是 HBeAg 消失，HBeAb 出现，表示病毒活跃复制（高传染性）趋于

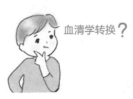

血清学转换?

复制极低（传染性低），由病变活动逐渐趋于稳定和静息。

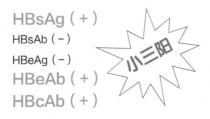

HBsAg（+）
HBsAb（-）
HBeAg（-）
HBeAb（+）
HBcAb（+）

小三阳

（3）婴儿出生 18 个月后检测 HBeAb 阳性可明确为婴儿 HBeAb 阳性。

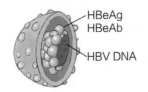

HBeAg
HBeAb
HBV DNA

（4）HBV 急性或持续感染有时检测 HBeAg 阴性，HBeAb 阳性，提示存在前核心区突变，此时患者体内病毒量可以很高。因此，HBeAg、HBeAb 联合 HBV DNA 检测对监测 HBV 感染的病程有实际意义。

3. HBeAb 阴性的临床意义有哪些?

（1）HBeAb 阴性可见于未感染过 HBV 的正常人。

（2）HBeAg 阳性的 HBV 感染者，常检测 HBeAb 阴性。

（3）有些 HBV 感染者，HBeAg 消失后不出现 HBeAb 阳性。血清 HBeAg 阴性、HBeAb 阴性的慢性 HBV 感染有不同的感染状态：①表示病毒复制已被抑制，但无 HBeAb 应答；②病毒复制暂时减少，HBeAg 消失后可再现。

4. 影响 HBeAb 检测的因素有哪些？

（1）在个别病例中，胆红素浓度过高可能导致检测结果出现假阳性。

（2）采用生物素 - 亲和素标记系统的实验方法检测时，对于接受高剂量生物素（＞ 5mg/d）治疗的患者，必须在末次生物素治疗 8 小时后采集标本。

（3）接受肝素治疗的患者，其标本可能凝固不完全，样本中纤维蛋白的存在可能会影响检测结果，为避免这种情况，应在肝素治疗前采集标本。

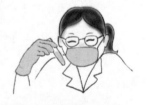

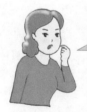

听您讲解了乙型肝炎 e 抗体，我终于知道"小三阳"是怎么回事了，赶紧告诉朋友去！

策划、审校：张国军　娄金丽
文字、配图：黄雁翔　赵　晖

六、乙型肝炎病毒核心抗体

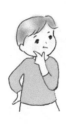

晖姐，我做胃镜前大夫给我开了术前五项检查，今天我拿到检验结果，有一项核心抗体阳性，我这是患了乙肝吗？

小天，你提的这个问题可能也是很多人困惑的，我今天就来给大家讲讲乙型肝炎核心抗体！

1. 什么是乙型肝炎核心抗体？

乙型肝炎核心抗体（hepatitis B core antibody，HBcAb）是乙型肝炎急性感染的早期标志，在血清中存在时间长，包括 IgM 和 IgG 两个分型。

2. 乙型肝炎核心抗体检测的临床意义有哪些？

（1）HBcAb 可与其他 HBV 血清标志物相互配合起到补充

作用，高滴度的 HBcAb 存在表示体内有 HBV 复制。当 HBsAg 和 HBsAb 阴性时，如果能从血清中检出高滴度的 HBcAb，也是一种传染标志。

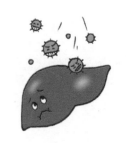

（2）在乙型肝炎的诊断和鉴别中，恢复期血清 HBcAb 的抗体滴度与急性期相比，有 4 倍或 4 倍以上的增长，可诊断为 HBV 感染。

（3）HBcAb 阳性时可以进一步检查分型，判断是近期感染还是既往感染。HBcAb-IgM 是急性或近期感染的重要标志，在发病第一周即可出现，标志乙型

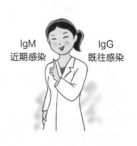

IgM
近期感染

IgG
既往感染

肝炎病毒在复制，有传染性。 HBcAb-IgG 可持续存在数年至数十年，是既往感染的标志。

（4）HBcAb 阴性常见于未感染 HBV 的健康人。

3. HBcAb 与其他乙肝血清标志物联合分析的意义是什么？

单独分析 HBcAb 意义不大，可与其他 HBV 血清标志物相互补充分析，也就是我们常说的乙肝"两对半"。例如，HBsAg、HBeAg 和 HBcAb 同时呈阳性，表示乙肝大三阳；HBsAg、HBeAb 和 HBcAb 同时呈阳性，表示乙肝小三阳。

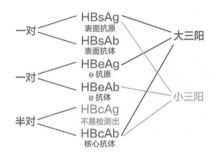

4. 影响 HBcAb 检测的因素有哪些?

（1）采用生物素 - 亲和素标记系统的实验方法检测时，对于接受高剂量生物素（＞5mg/d）治疗的患者，至少要等摄入生物素 8 小时后才能采血。

（2）接受肝素治疗的患者，为避免样本凝固不完全，应在肝素治疗前采血。

（3）少数病例中，极高滴度的抗分析物特异性抗体（如HAMA）或抗链霉亲和素抗体会对检测结果产生干扰。

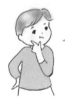

原来乙型肝炎核心抗体需要与其他血清标志物综合分析才有意义！

策划、审校：张国军　娄金丽

文字、配图：孙海青　赵　晖

七、丙型肝炎病毒抗体

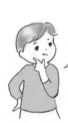

我同事近期去体检，报告显示"丙肝抗体阳性"，她觉得自己患了丙肝，特别着急！晖姐，丙肝抗体阳性就一定是患了丙型肝炎吗？

小天，这个问题可能也困扰着很多人，我今天就来给大家讲讲丙型肝炎抗体！

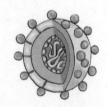

1. 什么是丙型肝炎病毒抗体？

丙型肝炎病毒（hepatitis C virus，HCV）是肠道外传播的非甲非乙型肝炎的主要病原体，其导致的肝炎为丙型肝炎，是常见的慢性进行性肝炎。HCV 感染后会刺激机体产生特异性抗体——丙型肝炎病毒抗体（HCVAb），针对这些特异性抗体的免疫学检测是临床常用的诊断方法，主要包括 ELISA 法或

化学发光法,是 HCV 感染的筛查方法。

2. HCVAb 阴性的临床意义有哪些?

(1)HCVAb 阴性,说明未曾感染过 HCV 或 HCV 感染窗口期。

(2)在免疫缺陷或免疫功能低下的人群,如 HCV 合并 HIV 感染时,可能由于患者免疫功能的下降,体内 HCVAb 产生量过低,导致 HCVAb 的阴性结果,遇到此类情况,应进行 HCV RNA 检测,以避免漏检。

3. HCVAb 阳性的临床意义有哪些?

(1) HCVAb 阳性提示感染过 HCV,对大部分病例而言,HCVAb 阳性常伴有 HCV RNA 的存在。

(2)HCVAb 阳性而血清中没有 HCV RNA 提示既往感染。

(3) 对 6 个月之内怀疑 HCV 暴露人群,推荐检测 HCV RNA 或随访测 HCVAb;对免疫系统功能不全患者,考虑检测 HCV RNA;HCVAb 阳性,推测 HCV 感染,重复阳性见于现症 HCV 感染,或既往 HCV 感染已治愈,或 HCVAb 的生物学假阳性;检测 HCV RNA 确定现症感染。

(4) 如果孕妇为丙型肝炎患者,母体的 IgG 型 HCVAb 可以通过胎盘进入胎儿体内,因此 18 个月以内的婴幼儿 HCVAb 阳性并不一定代表 HCV 感染,应以 HCV RNA 阳性作为其 HCV 感染的依据。

4. 影响 HCVAb 检测的因素有哪些?

（1）一些自身免疫性疾病、透析患者、EB 病毒等其他病原体感染者可以出现 HCVAb 假阳性的情况，可能与患者体内存在能与检测试剂发生交叉反应的抗体及其他可能干扰免疫学测定的因素如类风湿因子（RF）、异嗜性抗体等有关。

（2）标本凝固不全时，纤维蛋白可造成假阳性。标本反复冻融可产生假阴性。

（3）对于接受高剂量生物素（＞5mg/d）治疗的患者，必须在末次生物素治疗 8 小时后采集标本。

（4）预防保健或疾病诊治中各种保健品或生物制剂的使用也是干扰 HCVAb 检测的潜在风险因素。

拿小本本记下来

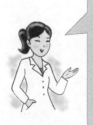

HCVAb 不是保护性抗体，仅是感染的标志物之一，需要结合临床症状进行分析，必要时进一步检测 HCV RNA 或 HCV 核心抗原。

明白啦！
我赶紧告诉同事去！

策划、审校：张国军　娄金丽
文字、配图：孙海青　赵　晖

八、梅毒非特异性抗体

姐姐怀孕了，去医院建档，医生开的化验申请单有梅毒抗体检测，这个项目有什么意义呢?

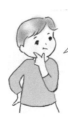

梅毒抗体检测是传染病筛查中一个重要内容，我今天就来给大家讲讲梅毒螺旋体抗体!

1. 什么是梅毒?

梅毒（syphilis）是由梅毒螺旋体（treponema pallidum，TP）引起的一种全身慢性传染病，主要通过性接触传播。早期主要侵犯皮肤黏膜，晚期可侵犯血管、中枢神经系统及全身各器官，可通过胎盘传染给胎儿。

2. 人体感染梅毒螺旋体后，产生的抗体有哪些？

人体感染梅毒螺旋体后，可产生特异性抗体和非特异性抗体两类抗体。

非特异性抗体又称反应素，是由螺旋体破坏的组织细胞所释放的类脂样物质及螺旋体自身的类脂和脂蛋白刺激机体产生的 IgM 和 IgG 类抗体。

3. 梅毒非特异性抗体检测试验方法有哪些？

梅毒非特异性抗体检测试验主要包括性病研究实验室试验（Venereal Disease Research Laboratory test，VDRL test）、快速血浆反应素环状卡片试验（rapid plasma reagin circle card test，RPR）、甲苯胺红不加热血清试验等。

4. 梅毒非特异性抗体检测的临床意义是什么？

以上这几种试验主要是对血清进行过筛试验，阳性结果只提示所测标本中有抗类脂抗体，不能作为患者感染梅毒螺旋体的绝对证据，应进一步做确认试验；阴性结果也不能排除梅

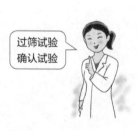

过筛试验
确认试验

毒螺旋体感染，检测结果应结合临床表现综合分析。

5. 影响梅毒螺旋体检测的因素有哪些？

梅毒螺旋体检测要排除一些假阳性情况。

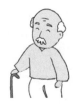

（1）老年人梅毒血清学检查的假阳性率比正常人群高，特别是 70 岁以上、伴有心脑血管疾病、糖尿病及白血病的高龄老人。

（2）妊娠、自身免疫性疾病、细菌性心内膜炎、麻风、猩红热、吸毒、病毒性肺炎、乙肝等患者也可出现假阳性。

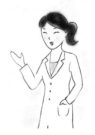

（3）在临床检测过程中，可能因血液标本未完全凝固，即离心不彻底，纤维蛋白在微孔板上吸附，导致吸光率升高；也可能因血液标本产生溶血，细胞内各种酶及活性物质与底物非特异结合而产生假阳性结果。

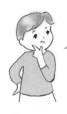

原来梅毒螺旋体检测也要排除假阳性的情况！

策划、审校：张国军　娄金丽

文字、配图：李　宇　赵　晖

九、梅毒特异性抗体

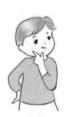

晖姐，上次您说梅毒抗体有非特异性和特异性两种，那梅毒特异性抗体有什么意义呢？

1. 什么是梅毒？

梅毒（syphilis）是由梅毒螺旋体（treponema pallidum，TP）引起的一种全身慢性传染病，是常见的性病之一，传播方式有血液、性接触、母婴传播等。

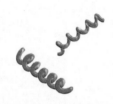

2. 梅毒特异性抗体的分型有哪些？

人体感染梅毒螺旋体后，可产生特异性抗体和非特异性抗体，特异性抗体又可分为 IgM 和 IgG 两种抗体，IgM 持续时间短，IgG 可终身存在。

3. 影响梅毒特异性抗体检测的因素有哪些？

（1）老年人的梅毒血清学试验假阳性率偏高。

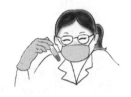

（2）男性梅毒抗体阳性率总体高于女性。

（3）有实验显示静脉注射人免疫球蛋白对 TP-ELISA 有主要的干扰作用，对检测样品的 pH 也有明显的干扰。

（4）方法学因素：梅毒特异性抗体检测试验主要包括梅毒螺旋体血球凝集试验（TPHA）、梅毒螺旋体明胶凝集试验（TPPA）、荧光密螺旋体抗体吸收试验（FTA-ABS）、梅毒螺旋体免疫印迹试验（TP-WB）、梅毒螺旋体酶联免疫吸附试验（TP-ELISA）等。TPPA 存在生物学假阳性反应，可发生于雅司病、品他病、地方性梅毒、传染性单核细胞增多症、麻风、疟疾、系统性红斑狼疮、甲状腺炎、弓形虫病、幽门螺杆菌感染等。合并 HIV 感染时，TPPA 反应与梅毒病情可能不一致。

由于梅毒血清学试验方法的局限性，世界各国和地区采用多元化的梅毒血清学诊断策略，可根据实际目的选择任何一类梅毒血清学检测方法作为筛查试验，但筛查阳性者需经另一类梅毒血清学检测方法复检确认。以梅毒特异性抗体检测作为筛查手段的优点是敏感性较高，可检出早期或晚期梅毒患者，缺点是无法鉴别现症与治疗后梅毒，成本较高。

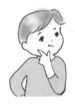

原来梅毒抗体检测有这么多学问，以后一定要多加关注！

策划、审校：张国军　娄金丽

文字、配图：李　宇　赵　晖

十、人类免疫缺陷病毒抗体

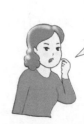

传染病检验报告单上有一项人类免疫缺陷病毒抗体，听说是检测艾滋病，如果阳性就是患了艾滋病吗？

很多人可能对艾滋病抗体检测并不了解，今天我们来给大家讲一下人类免疫缺陷病毒抗体。

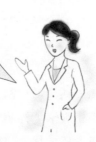

1. 什么是人类免疫缺陷病毒？

人类免疫缺陷病毒（human immunodeficiency virus，HIV）是人类获得性免疫缺陷综合征——艾滋病（AIDS）的病原体。AIDS 是一种严重危害人类健康的传染病，主要通过性接触、输血、注射、垂直传播等途径感染后引起。

2. HIV 抗体检测的临床意义有哪些？

（1）HIV 抗体检测分为筛查试验和确证试验。可用于诊断（确定个体 HIV 感染状况）、血液筛查（防治输血传播 HIV）、监测（了解不同人群 HIV 感染率及其变化趋势）等。

（2）筛查试验如呈阴性反应，即报告 HIV 抗体阴性；对呈阳性反应的标本，筛查实验室应使用原试剂和另外一种不同原理或不同厂家的试剂进行重复检测，如两种试剂复测均呈阴性反应，则报告 HIV 抗体阴性；如呈阳性反应或一阴一阳，需送艾滋病确证实验室进行确认。

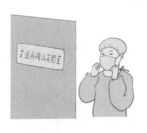

3. HIV 抗体阴性可见于哪些情况？

（1）HIV 感染全过程可分为急性期、无症状期和艾滋病期，急性期通常发生在初次感染 HIV 后 2～4 周。此时感染处于窗口期，HIV 抗体检测结果可呈"阴性"，因为从 HIV 进入体内到检测这段时间还不够长，血清还不能形成典型的抗体反应。

（2）艾滋病进展到终末期，抗体水平下降，检测结果亦可呈"阴性"。

4. 还有哪些因素会影响 HIV 抗体的检测？

（1）其他非病毒蛋白抗体的交叉反应，如自身免疫性疾病、某些恶性疾病、妊娠、输血或器官移植等情况下，身体可以产生一些抗体，引起 HIV 抗体假性升高。

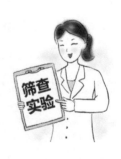

（2）曾接受过鼠单克隆抗体制剂治疗和诊断者，血清、血浆中可能含有人抗鼠单克隆抗体。这样的样本可引起 HIV 抗体假性升高或降低。需要更多的其他诊断检验或临床症状对患者情况进行正确的评价。

（3）来自肝素治疗患者的标本可能会有部分凝结，纤维蛋白的存在可能会导致错误结果，为了防止这种现象，请于肝素治疗前抽取样本。

（4）目前用于 HIV 抗体检测的技术特异性都较高，一般常用药品对其检测不受影响。

（5）注意避免出现严重溶血。

（6）样本的采集及血清分离过程中要注意尽量避免细菌污染。细菌的生长及其所分泌的一些酶可能会使抗原抗体等蛋白产生分解。

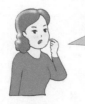

听了您的讲解，我终于知道 HIV 抗体检测结果如何解读了，谢谢晖姐！

策划、审校：张国军　娄金丽
文字、配图：孙海青　赵　晖

十一、降钙素原

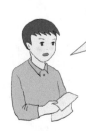

老爸患了肺炎，昨天陪他在医院输液，抽血检查时有个项目是降钙素原，有炎症不是应该查白细胞吗？这个项目是查什么的？

降钙素原也是一个重要的炎症指标，我们请北京天坛医院郑光辉博士给我们讲讲降钙素原这点事。

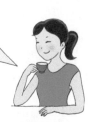

1. 什么是降钙素原？

降钙素原（procalcitonin，PCT）是炎症指标的一种，目前在临床已经得到了广泛应用。

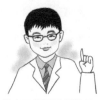

北京天坛医院检验科
郑光辉博士

2. 降钙素原的临床应用有哪些？

（1）当严重细菌、真菌、寄生虫感染，以及脓毒症和多脏器功能衰竭时，PCT 在血浆中的水平升高。PCT 异常的感染性疾病包括以下几种。

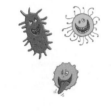

- 脓毒血症。

- 细菌感染导致的全身炎症反应。

- 呼吸系统感染。

- 感染性心内膜炎。

- 细菌性脑膜炎。

- 细菌性腹膜炎。

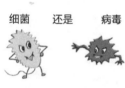

（2）细菌性感染患者的血清 PCT 水平较病毒性感染和健康人群明显增高，因此，血清 PCT 能够有效诊断鉴别细菌性感染和病毒性感染。

（3）脓毒症患者的 PCT 水平明显高于非脓毒症患者，细菌性脓毒症患者的 PCT 水平显著高于非细菌性脓毒症，因此，PCT 可作为诊断脓毒症和鉴别严重细菌感染的生物标志物。

（4）感染治疗后 PCT 水平迅速下降通常提示预后良好，而 PCT 维持原水平或升高则提示预后不良，因而 PCT 的变化趋势对于预后的判断更为重要。

（5）外科手术和创伤、器官移植、血液性疾病、自身免疫性疾病、肿瘤、患者肾功能不全、胰腺炎等均可导致 PCT 的异常，需要与感染性疾病甄别。因此，PCT 的变化需要动态观察，并且要与病史、临床表现及体征紧密结合。

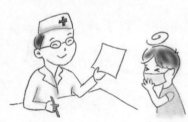

临床需要检测 PCT 的疾病

有很多。此外,对于感染性疾病的诊断、分层、治疗和预后评估,合理使用抗生素,控制耐药菌过快增长及合理使用医疗资源,PCT 都是一个有力的辅助工具!

策划、审校:张国军

文字、配图:郑光辉 赵 晖

十二、C 反应蛋白

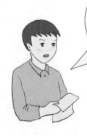

晖姐，查血常规的时候医生总会给我开血常规+CRP，前面的科普让我明白了血常规检查的意义，那查 CRP 有什么作用呢？

CRP 在急性炎症时可以迅速增高，它是第一个被认识的急性时相反应蛋白，今天我们一起来了解一下。

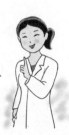

1. 什么是 C 反应蛋白？

C 反应蛋白（C-reactive protein，CRP）是当机体受到细菌感染、炎症及恶性肿瘤等刺激时，由肝细胞合成的急性时相反应蛋白。

2. CRP 升高的病理意义有哪些？

（1）细菌感染时，血清 CRP 的水平可以中等至明显升高，从而帮助鉴别诊断细菌性感染和非细菌性感染。

（2）CRP 与其他炎症指标如白细胞计数等一起检测更有实用价值，其增高幅度可反映病变的严重程度。10 ～ 99mg/L 提示局灶性或浅表性感染，大于 100mg/L 提示败血症或侵袭性感染等严重情况。

（3）CRP 浓度在急性心肌梗死、创伤、感染、炎症、外科手术、恶性肿瘤等时迅速显著地增高，心肌梗死后 6 ～ 12 小时即升高，可达正常水平的 2000 倍。

（4）CRP 还可以结合临床监测疾病，如评估炎症性疾病的活动度、新生儿败血症和脑膜炎的监测及监测手术后并发的感染等。

3. 影响 CRP 的生理因素及药物因素有哪些？

（1）有研究表明，CRP 水平随着年龄增长而升高，因此对于高龄人群，CRP 结果应综合考虑。

（2）女性 CRP 水平高于男性。

（3）运动员或长期从事体力劳动者，CRP 水平较其他人群低。

（4）他汀类药物（如普伐他汀）、溶栓药物和目前临床广泛应用的一线抗癫痫药物也会对 CRP 的结果产生影响，对于服用这些药物的患者，CRP 结果应综合分析。

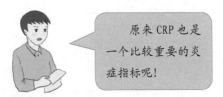

原来 CRP 也是一个比较重要的炎症指标呢！

策划、审校：张国军

文字、配图：许惠文　赵　晖